Bernadett Gera

Die heilende Kraft des stillen Stehens

Körper und Geist in Balance mit der chinesischen Stehmeditation

IRISIANA

Inhalt

Einleitung

Haben Sie schon einmal zwei Menschen in Ruhe nebeneinander stehend betrachtet? Dann werden Sie sehen, dass sie sich im Hinblick auf ihre Körperhaltung unterscheiden. Beide Körper folgen unterschiedlichen Mustern, in welchen nicht selten die individuelle emotionale und mentale Grundhaltung des jeweiligen Menschen deutlich wird: Seine Geschichte, seine Erfahrungen, sein sozialer und kultureller Hintergrund sowie seine innere Einstellung zu sich und dem Leben ganz allgemein spiegeln sich darin.

Der Körper sagt ungemein viel. Ganz ohne Worte, schlicht durch seinen Ausdruck. Ja, man könnte ihn gar als ein sehr intimes Abbild unserer Befindlichkeit und unseres ganzen Seins beschreiben.

Der Körper ist unser Ausdrucksmittel in der Welt an sich sowie im Kontakt mit unserer Umwelt und unseren Mitmenschen. Zugleich kann er ein Werkzeug sein, um mit tieferen Aspekten unserer Persönlichkeit in Kontakt zu kommen. Traumata können in Form von Verspannungen und Blockaden im Körper abgespeichert werden. Gleiches gilt für Themen, die über Generationen hinweg innerhalb der Familie »weitergegeben« werden. In all diesen Fällen kann der Körper dabei helfen, Aspekte zu erkennen, die unter Umständen im Verborgenen liegen.

Genauso können wir über die Art und Weise, wie wir atmen, eine direkte und unmittelbare Rückmeldung zu unseren Emotionen erhalten. Wir alle wissen, dass ein emotionaler Zustand Körperhaltung und Atemfrequenz innerhalb kürzester Zeit verändern kann. Je trauriger und melancholischer uns etwas stimmt, desto stärker nehmen wir eine Art Schutzhaltung ein, bringen die Schultern nach vorn und krümmen den Rücken. Das wirkt sich auch auf die Atmung aus. Wenn wir die Haltung (und damit auch die Atmung) eines Menschen wahrnehmen, erkennen wir sofort, ob dieser sich gerade lebensfroh und kontaktfreudig oder traurig und in sich zurückgezogen fühlt.

Wird der Körper über einen langen Zeitraum hinweg an eine bestimmte Haltung gewöhnt, kann dies umgekehrt auch Einfluss auf die emotionale Grundstimmung nehmen. So gibt es Forscher, welche die Ansicht vertreten, dass das häufige Herunterbeugen und Hinabblicken auf das Handydisplay über einen längeren Zeitraum hinweg Depressionen begünstigen kann – allein durch die entsprechende Haltung und ganz unabhängig von anderen Faktoren. Eine »traurige Haltung« begünstige zudem die Tendenz, negative Einflüsse um uns herum wahrzunehmen und uns vorrangig an diese zu erinnern, sagen andere Studien.

Ein körperlicher Wandel wirkt also nachgewiesenermaßen über das Körperliche hinaus. Durch eine gute Haltung können wir zum Beispiel verhindern, dass Körperbereiche dauerhaft komprimiert und dadurch Organe in ihrer Leistung behindert werden. Eine aufrechte Haltung fördert sprichwörtlich auch, dass man seinen Blick für den Horizont öffnet.

Dieses Buch stellt Ihnen eine traditionelle, grundlegende Übung vor, die sich inzwischen in vielen Bewegungs- und Heilkünsten wie Taijiquan und unterschiedlichen Qigong-Arten findet und genau an dieser Stelle, der Körperhaltung, ansetzt. Es handelt sich um eine Stehmeditation, die auch unter den Namen »Stehen wie ein Baum« oder »Stehen wie eine Säule« bekannt geworden ist.

Die Übung stammt aus der Tradition des Yiquan, einer chinesischen Heil- und inneren Kampfkunst. Auch wenn der Begriff Kampfkunst für viele im ersten Moment Assoziationen mit Härte oder Aggressivität hervorruft, ist dem keineswegs so. Genau genommen ist der Unterschied zu einem gezielten therapeutischen Einsatz der Übungsvarianten gar nicht so groß, wie es auf den ersten Blick scheinen mag. Denn was durch sie vermittelt wird, ist ein Umgang mit der Lebensenergie Qi. Lernt man, diese Lebensenergie zu beeinflussen, kann das entweder gezielt zur Selbstheilung oder eben zur Verteidigung genutzt werden. Im Grunde geht es bei beiden Einsatzgebieten um das Arbeiten mit der uns umgebenden und uns innewohnenden Energie.

Je weiter Sie in der Übungspraxis voranschreiten, desto mehr werden Sie merken, wie vielschichtig und komplex diese wunderbare Übung ist. Man ahnt mehr und mehr, weshalb der Begründer des Yiquan, Wang Xiangzhai, diese Übung in den Mittelpunkt der Übungspraxis gestellt haben mag. Je tiefer man eintaucht, desto mehr Welten und Zusammenhänge eröffnen sich, sodass es ohne Weiteres möglich wäre, zehn dicke Bände zu diesem Thema zu füllen.

Das vorliegende Buch soll allen Interessierten einen Einblick sowie allen bereits Praktizierenden eine Zusammenfassung der wichtigsten Aspekte geben. Ich hoffe, dass dieses Werk möglichst viele Menschen dazu motivieren kann, die Übung des Zhan Zhuang in ihre Übungspraxis einzubinden, und Interesse daran weckt, sich noch intensiver und tiefer mit dieser wertvollen Übung zu beschäftigen.

Auf den ersten Blick mag die Übung einfach erscheinen, und doch erfordert sie wie vieles andere einige Jahre und Jahrzehnte Übungspraxis, um ganz in die Tiefe und Komplexität einzutauchen. Lassen Sie sich davon jedoch nicht entmutigen – die ersten körperlichen, emotionalen und mentalen Wirkungen sind bereits nach sehr kurzer Zeit spürbar. Und sie sind im Vergleich teilweise stärker und dauerhafter als die anderer Übungssysteme. Zhan Zhuang lädt dazu ein, den eigenen Körper besser wahrzunehmen und zu erkunden sowie neben der körperlichen Vitalität und Stärke auch mentale und kognitive Fähigkeiten zu fördern. In welcher Tiefe und welch großem Umfang dies möglich ist, wird nach und nach immer deutlicher werden.

Ich habe versucht, in dem vorliegenden Buch so viel wie möglich aus dem umfangreichen Inhalt der Übung darzustellen, und hoffe, dass es Interessierte und Laien dazu einladen kann, sich auf diese wundervolle Entdeckungsreise zu begeben (oder diese fortzuführen), mit der man Gesundheit und Wohlbefinden auf allen Ebenen unterstützen kann.

站樁

Gesund durch die Kraft des Zhan Zhuang

»Die beste Medizin ist Nahrung, die beste Behandlung ist Zeit, der beste Arzt bist du selbst.«
(Aus dem chinesischen Grundlagenwerk *Der Klassiker des Gelben Kaisers*)

Ohne Übertreibung kann man sagen, dass Zhan Zhuang ein tieferes Verständnis für die Ökologie des Körpers vermittelt – und dies auf eine sehr zeit-, platz- und energiesparende Art und Weise. Zhan Zhuang fördert die körperliche Vitalität und Widerstandsfähigkeit ebenso wie die emotionale und mentale Ausgeglichenheit und Harmonie. Gleichzeitig verhilft es zur Verbesserung von Wahrnehmung, Achtsamkeit und Bewusstsein sowie zu einem besseren Konzentrationsvermögen. Es unterstützt dabei, innere und äußere Einflüsse und Prozesse schneller und umfassender wahrzunehmen. Die Dreidimensionalität des eigenen Körpers, auf welche Art und Weise er Raum im Raum einnimmt und mit welchen Kraft- und Energiefeldern er sich im Austausch befindet, wird durch eine regelmäßige Übungspraxis immer greifbarer. Man taucht sprichwörtlich immer tiefer in die Magie des Lebens ein.

Wann die ersten Wirkungen gespürt werden, ist individuell von Übendem zu Übendem unterschiedlich. In manchen Fällen stellt man anfangs eine bessere Stimmung oder Belastbarkeit fest, manchmal spürt man als Erstes auf körperlicher Ebene, dass weniger Verspannungen vorhanden und Bewegungen mit mehr Leichtigkeit erfüllt sind. Manchmal nimmt man Veränderungen auf mehreren Ebenen zugleich wahr. Lassen Sie sich überraschen.

Geschichte und heutiger Stellenwert des Zhan Zhuang

Zhan Zhuang wurde bekannt durch den Begründer der chinesischen inneren Kampf- und Heilkunst *Yiquan*, Wang Xiangzhai (1885 – 1963). Heute wird es oftmals auch in unterschiedliche Arten der Qigong- und Taijiquan-Übungspraxis eingebunden. Die Entwicklungsgeschichte genau zu beschreiben, ist schwierig, weil nur wenige schriftliche Überlieferungen gefunden wurden. So muss man sich meist auf Vermutungen stützen, welche aus mündlich überlieferten Legenden und Geschichten stammen.

Übereinstimmend sind die Erzählungen erst seit Berichten über einen Kampfkünstler namens Li Luoneng (1788–1876). Dieser unterrichtete Wang Xiangzhais Onkel und Lehrer, Guo Yunshen (1829–1900). Guo Yunshen hatte drei Jahre in Fesseln im Gefängnis verbracht. Während dieser Bewegungseinschränkung hatte er die tiefste Essenz der Kampfkunst *Xingyiquan* bis zur Vollkommenheit entwickelt: das Austreten einer unglaublich starken und explosiven Kraft aus einer stillen, bewegungslosen Haltung.

Als sein Neffe und vertrauter Schüler Wang Xiangzhai einige Jahre später beobachtete, wie Kampfkünste praktiziert wurden, bemerkte er, dass extrem großer Wert auf äußere Formen beziehungsweise Bewegungsabläufe gelegt wurde. Das verhinderte aus seiner Sicht die Entdeckung und Entwicklung einer inneren Essenz, welche ausschließlich über den Geist gefördert werden könne. Nur die Entwicklung des Geistes, so sagte er, ermögliche es dem Körper, die jeweils angeborene Fähigkeit zu entwickeln, sich natürlich zu bewegen. Und nur mit dieser Fähigkeit könne man unmittelbar auf jede gegebene Situation reagieren und mit ihr umgehen.

Er strich daraufhin das erste Schriftzeichen *Xing* (dt.: Form, äußere Körpererscheinung) aus der Bezeichnung und nannte das Übungssystem fortan nur noch *Yiquan* (dt. Yin: Geist, Wille; Quan: Faust). Gleichzeitig veränderte er seine eigene Übungsmethode und stellte den Teilbereich *Zhan Zhuang* (dt.: Stehen wie ein Pfahl/Baum) in den Mittelpunkt seines Übungssystems. Damit betonte er die inneren Kräfte und Bewegungen des Übenden sowie in den Einsatz der Visualisierung.

Nachdem 1949 die Kommunisten an die Macht kamen, sah sich Wang gezwungen, seine Schule in Beijing zu schließen. Es wurde untersagt, Kampfkünste zu unterrichten, sodass er sich fortan auf die therapeutischen und gesundheitlichen Aspekte seines Übungssystems konzentrierte. Dazu unterrichtete er hauptsächlich die Übungen der Stehmeditation Zhan Zhuang in Form eines offenen Unterrichts unter freiem Himmel. Ende der 1950er-Jahre wurde er gebeten, diese Übungen auch in Forschungseinrichtungen und Krankenhäusern zu unterrichten. Er erforschte die Gemeinsamkeiten von Yiquan und der Traditionellen Chinesischen Medizin und trug maßgeblich dazu bei, dass sich insbesondere die Übungsmethode Zhan Zhuang im ganzen Land verbreitete. Untersuchungen über die gesundheitlichen Wirkungen der Methode wurden durchgeführt und in Büchern und Artikeln veröffentlicht. Während Wang seine Arbeit auf immer mehr Therapiezentren und Kliniken ausweitete, griffen auch andere Übungssysteme Zhan Zhuang auf.

Heutzutage hat die Methode nicht nur in der inneren Kampf- und Heilkunst Yiquan ihren festen Platz, sondern findet sich zudem auch in der Übungspraxis von Qigong, Taijiquan und anderen Kampfkünsten wieder.

Mit der Lebensenergie Qi arbeiten

Konzepte und Beschreibungen einer alles durchdringenden Lebenskraft findet man in allen Kulturen der Welt. Die Chinesen bezeichnen sie als *Qi*, die Inder als *Prana*, die Tibeter als *Lung*, die Hawaiianer als *Mana*. Ihre Existenz gehört zum Grundwissen aller traditionellen Kulturen. Erkenntnisse der Naturwissenschaften, besonders der Quantenphysik, Biochemie und

Neurologie, bestätigen sie inzwischen immer nachhaltiger. Frühere Versuche, die Lebenskraft zu untersuchen, wurden in unseren Breiten beispielsweise von Franz Anton Mesmer, Wilhelm Reich, Semjon Davidowitsch Kirlian und Július Krmeššký unternommen – lange nachdem Aristoteles, Hippokrates, Demokrit und Paracelsus bereits an ihre Existenz glaubten.

Klaus Dieter Platsch, Arzt und Autor mehrerer Bücher zur Traditionellen Chinesischen Medizin, schreibt, Qi sei »alles im Universum [...]: Die Sonne, der Mond, die Sterne, die Berge, die Täler, die Meere und Flüsse sind alles Qi. Der Mensch ist Qi, seine Organe, Gewebe, seine Gefühle, sein Denken sind Qi«. Aus diesem Verständnis heraus, dass alles Greifbare und auch Nichtmaterielle aus Qi besteht, trifft man auf verschiedene Arten und Unterteilungen von Qi. Dies spiegelt sich auch in dem chinesischen Schriftzeichen für Qi wider: Der obere Teil beinhaltet Aspekte von Immateriellem, der untere von Materiellem.

Im Kontext von Zhan Zhuang kann man sich Qi als eine grundlegende Energie und alles durchdringende Lebenskraft vorstellen, die allgegenwärtig auf fein- und grobstofflicher Ebene in unterschiedlichen Frequenzen schwingt. Anzumerken ist, dass eine Übersetzung wie »Lebenskraft« oder »Lebensenergie« der umfangreichen Bedeutungsebene von Qi zwar im Grunde nicht gerecht wird, jedoch in unserem Kontext der passendste Begriff ist, da er im deutschen Sprachgebrauch Aspekte wie Vitalität mit einschließt.

Um seine eigene Gesundheit und Vitalität zu stärken, sollte man stets darauf achten, das sogenannte nachgeburtliche Qi aufzuladen. Reichert man es durch Übungsmethoden wie Zhan Zhuang an, wird wesentlich weniger von dem sogenannten vorgeburtlichen Qi verbraucht, dessen Stärke unter anderem unsere Lebenserwartung und -qualität bestimmt. Denn nach chinesischer Lehre entstehen keine Krankheiten und Beschwerden, solange ein ungehinderter und ausgeglichener Energiefluss (beziehungsweise Qi-Fluss) im ganzen Körper gegeben ist. Stellen Sie sich zwei Gläser Wasser vor, bei denen erst dann aus dem ersten Glas (vorgeburtliches Qi) getrunken wird, wenn das andere (nachgeburtliche Qi) leer ist. Wird das zweite Glas regelmäßig nachgefüllt, tritt dieser Zeitpunkt erst viel später ein. Innerhalb und außerhalb des Körpers besitzt die Lebensenergie Qi mehrere Bewegungsmöglichkeiten, die in vier Achsen zusammengefasst werden können:

- steigend und sinkend
- von innen nach außen und von außen nach innen
- öffnend und schließend
- sammelnd und verteilend/sich ausweitend

Diese Bewegungsrichtungen (und damit auch Qi) werden direkt in die Zhan-Zhuang-Praxis einbezogen. Teilweise werden über die Visualisierung und die Konzentration *imaginär* mehrere Ebenen in die jeweilige Übung integriert, während sich der Übende *physisch* lediglich innerhalb einer Bewegungsachse (oder auch gar nicht) bewegt.
An dieser Stelle kann man bereits einen wichtigen Unterschied zwischen sogenannten inneren und äußeren Kampfkünsten erahnen: Im Vergleich zu den äußeren Kampfkünsten wird bei den inneren nicht die Muskelkraft betont, sondern die Arbeit mit Qi. Die Übungen und Bewegungen finden in Entspannung statt. Qi wird gestärkt und gespeichert und plötzlich zielgerichtet freigesetzt, wenn der ideale Zeitpunkt dafür gekommen ist.
Genau dies gilt auch für Zhan Zhuang, das aus ebendieser Tradition der sogenannten inneren Kampfkünste stammt. Weitere Merkmale von Zhan Zhuang und inneren Kampfkünsten ganz allgemein sind die muskuläre und geistige Entspannung sowie die Integration des gesamten Körpers. Unter anderem werden auch die Wirbelsäule, innere Organe, Gelenke und das Gehirn miteinbezogen. Erreicht man mithilfe der Übungspraxis, dass man unabhängig von der Umgebung und äußeren Umständen sowie von innerlich aufkommenden Zuständen entspannt und ausgeglichen bleiben kann, ist dies ein Zeichen für ein freieres Fließen von Qi.

Mit der Schwerkraft arbeiten

Die alternativen Bezeichnungen für Zhan Zhuang, »Stehen wie ein Pfahl« und »Stehen wie ein Baum«, beschreiben bereits einige Aspekte der Übung. Dazu gehört zum einen die stille und regungslos stehende Position des Übenden. Wie ein Baum richtet er sich dabei sowohl nach oben in Richtung Himmel als auch nach unten in Richtung Erde aus. Er geht, genauso wie man es auch bei einem Baum sehen kann, mit unterschiedlichen Kraftfeldern und Bereichen eine direkte Verbindung ein.

Aus der Physik ist bekannt, dass Felder innerhalb von Feldern komplexe Energiemuster erzeugen. Auch der menschliche Körper hat nicht nur materielle Eigenschaften, sondern bildet außerdem Energiefelder. Zugleich wissen wir durch den Wissenschaftler Harold Saxon Burr, dass nicht nur lebende Organismen Felder erzeugen, sondern dass auch umgekehrt Materie von Feldern erzeugt wird, indem diese Atome und Moleküle an die für sie vorgesehenen Stellen führen.

Diese Erkenntnisse sind auch im Alltag wichtig, denn ist der Körper optimal axial ausgerichtet, kann er sich unter anderem die Schwerkraft zunutze machen und von dem im Vergleich größeren Energiefeld der Erde unterstützt werden. Das bringt unzählige positive Wirkungen auf den Übenden mit sich und ist ein wichtiger Aspekt in den Übungen des Zhan Zhuang. Leider ist die Schwerkraft für uns derart selbstverständlich und alltäglich, dass wir ihr in der Regel wenig Beachtung schenken. Dabei darf man sie keineswegs vernachlässigen, wenn man sich mit dem menschlichen Körper, seiner Haltung und Bewegung beschäftigt. Sie wirkt sich sowohl formgebend auf unsere Struktur als auch richtungsgebend auf unsere Bewegungen aus. Wenn man sie zu nutzen weiß, wird sie zu einem verlässlichen und guten Freund. Doch sie kann auch von Nachteil sein, wenn wir unausgeglichen sind. Denken Sie beispielsweise an eine Schulter, die auffallend stark nach unten hängt. Je harmonischer und ausgeglichener der Mensch »zwischen Himmel und Erde« ausgerichtet ist, desto mehr strebt er nach oben und ist damit aufgerichtet, ohne unkontrolliert nach unten gezogen zu werden. Zugleich ist er optimal mit der Erde verbunden und in ihr verwurzelt, sodass er sein Gleichgewicht nicht verlieren kann.

Das Ziel ist es, den eigenen Körper auf eine einfache Art und Weise darin zu unterstützen, dass er mit möglichst wenig Energie- und Kraftaufwand mühelos im Schwerkraftfeld der Erde stehen kann. Sie können bereits nach kurzer Übungspraxis bemerken, dass die anfangs leicht wirkenden Übungen große Auswirkungen auf die inneren physischen Strukturen sowie die physiologischen Abläufe des Körpers und damit auch auf die emotionalen und mentalen Bereiche haben. Denken Sie daran, dass selbst subtile Veränderungen ungeheuer große Effekte haben können, wenn Sie im späteren Verlauf »in der Stille stehen«. Innere Spannungsverhältnisse, die sich durch das Gewebe ziehen, werden reguliert und dabei der gesamte Körper immer stärker ideal ausgerichtet.

Jeder, der sich schon einmal in die Hände eines Osteopathen begeben hat, kann bestätigen, dass unser physischer Körper sehr formbar und beeinflussbar ist. Ebenso wie das Gehirn veränderbar und formbar ist (die Möglichkeit dieser Veränderungen bezeichnet man als Neuroplastizität), gilt dies auch für alle anderen Körperbereiche und -strukturen. Wir sind einem ständigen Wandel sowie Regenerationsprozessen unterlegen. Wie schnell sich Zellen durchschnittlich erneuern, ist wirklich bemerkenswert. Jährlich werden etwa zehn Prozent Ihres Skeletts ersetzt, die Leber oftmals in weniger als einem Jahr, der Magen innerhalb einer knappen Woche und die Epithelzellen des Dünndarms innerhalb weniger Tage!

Stellen Sie sich vor, was das bedeutet: Der Körper befindet sich innerhalb mehrerer Energiefelder. Diese Energiefelder bestimmen – zusammen mit der Energie, die Sie selbst über Ihre Konzentration und Ihr Bewusstsein beeinflussen – das Ergebnis der unaufhörlich stattfindenden Zellregeneration, denn wir haben oben erfahren, dass Energiefelder die Anordnung von Atomen und Molekülen beeinflussen. Kleine, subtile Veränderungen

können daher eine große Auswirkung haben. Und Sie können diese Veränderungen aktiv beeinflussen.
Die Schwerkraft selbst kann zur Entspannung genutzt werden. Durch die Vorstellung des Absinkens und Nachgebens, die über bestimmte Imaginationsbilder in die Übung eingebaut wird, werden Muskeln und Gelenke entspannt, Gelenke geöffnet und die Energie- und damit auch Blutzirkulation verstärkt. Das verbessert auch die Versorgung mit wichtigen Nährstoffen. Je intensiver dieser Prozess stattfindet, desto stabiler wird der Blutdruck des Übenden, desto ruhiger sein Atem, desto ruhiger Geist und Gedanken und desto stärker die Achtsamkeit.
Nimmt man die abwärts gerichtete Schwerkraft zu Hilfe, um das Becken loszulassen und zu entspannen, kann die Energie in Beine und Füße absinken und eine stärkere Verbindung mit der Erde entstehen. Dies wiederum kann die körperliche und emotionale Stabilität stärken und dabei helfen, dass sich zukünftig aufkommende Spannungen leichter aus dem Körper leiten lassen. Man gibt der Schwerkraft nach, sodass das Schwere gemäß Gravitation nach unten sinken kann und das Leichte oben bleibt. Übrig bleibt nur die gerade noch nötige Anspannung, um den Körper in seiner Position zu halten. Dies kann als ein von unten kommender Auftrieb empfunden werden, welcher die Schwerkraft ausgleicht.
Man entwickelt auf diese Weise Kraft und Stärke – jedoch ohne den Einsatz von Kraft. In der größtmöglichen Entspannung und Stille keimt der Samen, aus dem sich ein starker Mammutbaum entwickelt. Form, Absicht, Energie und innere Kraft verschmelzen mit regelmäßiger Übungspraxis.

Wirkungsbereiche und Möglichkeiten des Zhan Zhuang

Die Wirkungsbereiche des Zhan Zhuang sind sehr vielfältig und genau genommen wäre es ohne Weiteres möglich, ein deutlich dickeres Buch als dieses mit einer reinen Auflistung zu füllen. Um Ihnen jedoch auch an dieser Stelle eine praktikable Anleitung an die Hand zu geben, finden Sie im Folgenden eine Auswahl der Bereiche, die in unserem heutigen Alltag in der Regel am wichtigsten sind.

EMOTIONEN

Wie in der Einleitung bereits angedeutet, wirkt sich die körperliche Haltung auch auf emotionale Zustände aus. So kann eine Optimierung der Haltung uns dabei unterstützen, Melancholie und Traurigkeit zu mindern. Es ist unwahrscheinlich, dass Zhan Zhuang allein ausreicht, um echte depressive Zustände zu beheben. In jedem Fall kann es jedoch deutlich mehr unterstützen, als man unter Umständen im ersten Moment annimmt. Viele Leser können sicherlich bestätigen, dass man im Alltag so sehr in den eigenen Gedanken und Vorstellungen gefangen ist, dass die Emotionen und schließlich das Verhalten davon beeinflusst werden. Zhan Zhuang führt nicht nur dazu, dass sich der Geist und das Gedankenkarussell beruhigen. Es verstärkt auch das Verständnis für eigene grundlegende Emotionsmuster, sodass man ihnen außerhalb der Übungspraxis nicht mehr in der gewohnten Intensität unterliegt. Zugleich können Ängste, Sorgen, Befürchtungen und ähnliche innere Reaktionen gemindert werden, da ein entspannter Muskeltonus ihnen entgegenwirkt. Auf diese Weise kann Zhan Zhuang bei regelmäßiger Übungspraxis auch im Alltag eine stärkere innere Ausgeglichenheit fördern.

Emotionale Probleme, die sich bei jedem Menschen auch über Verspannungen in der Muskulatur und in der gesamten Körperstruktur ausdrücken,

können gemindert werden, indem der Körper direkt beeinflusst wird. Auch die Atmung spielt dabei eine Rolle.
Emotionen können bewirken, dass Neurotransmitter wie beispielsweise Serotonin, Endorphine, Oxytocin oder Dopamin ausgeschüttet werden. Der Körper kann wortwörtlich süchtig danach werden, wenn er durch lang andauernde Zustände an eine bestimmte Konzentration dieser Neurotransmitter gewöhnt wurde. So taucht manchmal unweigerlich eine bestimmte Emotion auf, um »dafür zu sorgen«, dass der Körper mit dem Pegel an Neurotransmittern geflutet wird, an den er sich gewöhnt hat. In diesem Zusammenhang kann Zhan Zhuang harmonisierend wirken, sodass es immer leichter fallen wird, bestimmten Emotionen und Zuständen nicht mehr automatisch zu unterliegen.

ATMUNG

Auch wenn bei den Zhan-Zhuang-Übungen die Atmung nicht direkt – im Sinne von gezielten Atemübungen – eingesetzt wird, führen einzelne Elemente der Übung dazu, dass das Atemmuster immer freier, gleichmäßiger und tiefer wird. Die Übungen unterstützen dabei, dass unter anderem der Brustinnenraum weniger eingeengt ist und dass zwischen Brustkorb und Becken ein größerer Raum einsteht. Dies wiederum führt dazu, dass sich das Zwerchfell besser bewegen kann und damit auch die Organe.

WAHRNEHMUNG, BLUT- UND ENERGIEVERSORGUNG

Auch wenn der Körper als eine Einheit gesehen wird, besteht er natürlich aus einzelnen Bereichen, welche durch ihre Verbindungen untereinander ein Ganzes bilden. Zhan Zhuang stärkt die Wahrnehmung hierfür, sodass es möglich wird, tieferliegende, subtile Bewegungen und Blockaden zu erspüren. Man lernt, verschiedene Körperteile und Organsysteme wie beispielsweise die Muskulatur bewusst zu beeinflussen sowie deren Zusammenspiel zu optimieren. Dieser Aspekt trägt, zusammen mit der verbesserten Wahrnehmung des eigenen Körpers im Raum, zu einer steigenden Bewegungsqualität bei. Das kann sportliche Leistungen steigern – insbesondere im Hinblick auf Schnelligkeit, Kraft, Ausdauer, Stabilität, Flexibilität, Beweglichkeit, Orientierung und Koordination. Denn je tiefer das Verständnis für die uns umgebenden und uns innenwohnenden Kräfte wird, desto besser kann man darin wirken und sich harmonisieren.

Man könnte den Körper des Übenden mit einer Pflanze vergleichen. Von außen betrachtet, steht man während der Übung nur in seiner jeweiligen Umgebung. Innerlich vollziehen sich jedoch sehr viele wichtige Prozesse und Umwandlungen, die bewusst wahrgenommen und beeinflusst werden können. Wenn man dann im Alltag oder bei seinen Freizeitaktivitäten wieder in eine Bewegung übergeht, sind die unterschiedlichen Körperbereiche (Vorder- und Rückseite, rechte und linke Körperseite, untere und obere Körperhälfte) harmonischer miteinander verbunden und agieren ausgewogener zusammen.

Bedenken Sie zudem: Wenn ein Körperbereich von der axial ausgerichteten Lotlinie abweicht, muss dies von einem anderen Körperbereich ausgeglichen werden. Nur so können wir aufrecht stehen bleiben und fallen nicht um. Ist die Bewegung im Inneren des Körpers auch nur um wenige Millimeter eingeschränkt, kann sich dies äußerlich in einer stark sichtbaren Verschiebung des Körperbaus ausdrücken. Das bedeutet, dass eine Blockade oder Verspannung zu vielen anderen Problemen führen kann, die teilweise in anderen Körperbereichen lokalisiert sind.

Solche Reaktionsketten werden durch die Zhan-Zhuang-Praxis sanft, aber wirksam und lang anhaltend behoben. Durch das Üben betrachtet und »bearbeitet« man den Körper ganzheitlich. Man behandelt Verspannungen daher – im Gegensatz zu manch anderen Methoden – nicht nur an der Stelle, an der sie auftreten. Wird die Haltung mithilfe der Übungspraxis besser und richtet sich der Körper optimal aus, so fördert man damit nicht nur neue Bewegungsmuster, sondern kann bestehende Spannungen oft tief und lang anhaltend lösen.

Der positive Effekt des Zhang Zhuang erstreckt sich ebenso auf die inneren Organe, deren Energie- und Nährstoffversorgung durch Verspannungen und eine ungünstige Haltung behindert wird. Viele Osteopathen wissen zum Beispiel, dass sich Leberbeschwerden auf die rechte Schulter auswirken und dort zeigen können. (Dies kann passieren, wenn sich die Leber aufgrund einer Erkrankung nicht mehr auf ihrer natürlichen Bewegungsachse bewegt. Ihre Bewegung wird durch eine Art Flüssigkeitsfilm ermöglicht und kann sich bei einer Erkrankung oder Beschwerde verändern. Verhärtet die Hüllschicht, schränkt dies die Beweglichkeit der Leber ein, was sich wiederum hindernd auf die Zwerchfellbewegung und anschließend auf die rechte Rumpfseite auswirkt.)
Mithilfe von Zhan Zhuang justiert sich der Körper in einem für ihn individuell günstigen Tempo neu und richtet sich axial aus. Die Körperstruktur wird in ihrer Flexibilität und Elastizität gefördert. Wirbelkörper können zunehmend besser aufeinander ruhen. Sie werden ebenso wie Bänder und Muskeln, die zusätzliche Haltearbeit leisten müssten, entlastet. Nervenbahnen, die aus den Wirbelbögen austreten und bei gekrümmter Haltung eingeengt und in ihrer Funktion eingeschränkt werden, werden unterstützt – oftmals werden dann beispielsweise Kopfschmerzen besser. Bekanntlich sind einzelne Wirbelsäulenbereiche bestimmten Körperbereichen und Organen zugeordnet und energetisch eng mit ihnen verbunden. Die immer besser werdende Wirbelsäulenausrichtung hat entsprechend auch positive Auswirkungen auf diese Körperbereiche und Organe.
Und nicht nur das: Ein optimal ausgerichtetes Muskelskelettsystem wirkt außerdem auf die Drüsen, den Blutfluss und den Stoffwechsel. Werden durch eine (unter Umständen von einem selbst kaum wahrgenommene) Fehlhaltung Organe gedrückt und damit der freie Blut- und Energiefluss in dem jeweiligen Bereich behindert, können zum einen Mineral- und Nährstoffe weniger gut zu dem jeweiligen Organ und in die Zellen gelangen. Zum anderen können Abfallstoffe weniger effektiv abtransportiert werden. Die Folgen können von Migräne, Verdauungs- oder Atembeschwerden,

Blasenentzündung, Blutdruckbeschwerden, Schlafstörungen, Allergien, Arthrose über eine Vielzahl chronischer Beschwerden und Erkrankungen bis hin zu Depressionen, Reizbarkeit oder Ängsten reichen.
Es verwundert also nicht, dass Zhan Zhuang bei all den genannten Symptomen erfolgreich eingesetzt werden kann. Indem sowohl die Innen- als auch die Außenwahrnehmung in hohem Maß gestärkt wird, können kleinste und tiefsitzende Verspannungen und Blockaden in einfacher Weise und oftmals kürzester Zeit eigenständig gelöst werden. Auf diese Weise werden Harmonie, Ausgeglichenheit und Entspannung auf emotionaler, mentaler und körperlicher Ebene gefördert und gestärkt. Nicht zuletzt aus dieser Selbsterfahrung heraus kann der Übende die Fähigkeit entwickeln, die Ausrichtung seines Körpers selbst zu korrigieren und Heilungsprozesse zu beschleunigen. Sobald sich die Haltung, die alltägliche Bewegung und damit das eigene Körperbaumuster sowie die Energiestrukturen verändern, ändert sich auch die eigene Wahrnehmung für sich selbst und die eigene Umgebung.
Sobald ein fließender Übergang zwischen allen Körperbereichen besteht, fließt auch Qi freier. Dadurch wird die Vitalität allgemein gestärkt, was wiederum die oben beschriebenen Prozesse fördert. Es wirken also alle Bereiche stetig aufeinander ein.

FASZIEN

Jeder Körper hat eine bestimmte Grundspannung. Sie ist unabhängig davon, ob er sich bewegt oder nicht. Die Grundspannung wird nicht nur durch unsere Muskeln und Bänder bestimmt, sondern auch vom Bindegewebe. Bindegewebe und Muskeln bilden eine Einheit, darum hängt die Muskelspannung direkt von der Spannung des Bindegewebes ab und umgekehrt.
Das Bindegewebe selbst besteht aus unterschiedlichen Schichten. Auch das Fasziengewebe besteht aus bindegewebsähnlichen Fasern und einer Flüssigkeit – diese Kombination dient dazu, dem Körper sowohl Form und

Stabilität als auch Beweglichkeit zu ermöglichen. Die Faszien sind in einer Art Endlossystem miteinander verbunden, wodurch alle Zug- und Druckkräfte auch über große Entfernungen übertragen werden können. Es handelt sich also um ein sehr komplexes und verzweigtes Spannungsnetzwerk mit stark formgebenden Eigenschaften.

Jedes Organ und jeder Muskel unseres Körpers ist von stützenden Faszien umgeben. Wie alles in unserem Körper erneuert sich auch das Bindegewebe samt Faszien ständig – es ist direkt formbar. Im Hinblick auf Gesundwerdung und -erhaltung ist das ein großer Vorteil, doch es kann in manchen Fällen auch zum Nachteil werden. Wenn wir mit unserem Körper beispielsweise regelmäßig über mehrere Stunden hinweg in einer bewegungsarmen Haltung verharren (beispielsweise bei täglicher Computer- oder Sitztätigkeit), können die Faszien versteifen und so Bewegungseinschränkungen verursachen.

Verbessert sich der Faszientonus wieder, können zuvor verhärtete Muskelgruppen wieder als einzelne Muskeln übereinander gleiten. Das ermöglicht unter anderem stärkere sportliche Leistungen.

Nicht nur einseitige Haltungen, sondern auch Entzündungen und traumatische Erlebnisse können dazu führen, dass Faszienschichten aneinandergepresst werden und nicht mehr optimal aufeinander gleiten. Die angrenzenden Gewebeschichten halten quasi aneinander fest (was übrigens unter anderem zu anhaltender Müdigkeit führen kann). Manchmal wird Fasziengewebe während der Ausheilung nach einem Unfall oder einer Operation dicker und kürzer. Dann können die entstandenen Verspannungen auch in andere Körperbereiche weitergegeben werden.

Umgekehrt ist es möglich, dass ein Organ selbst Spannungen aufweist und diese sich dann auf die darüber liegenden Oberflächenfaszien auswirken. Sobald diese Faszien (beispielsweise durch eine Zhan-Zhuang-Übungspraxis) beeinflusst werden, wirkt sich das auch auf die darunterliegenden Organe aus. Der Eindruck, dass durch die Übungen in der Tiefe des Körpers »gearbeitet« wird, stimmt also nicht nur auf energetischer

Ebene – die Arbeit findet auch direkt auf der materiellen, physiologischen Ebene statt.

Noch eine weitere Funktion des Bindegewebes ist in diesem Zusammenhang wichtig: Es spielt auch eine wichtige Rolle für komplexe Steuerungsmechanismen des Nerven- und des Immunsystems. Auch auf diese beiden Systeme wirkt sich die Zhan-Zhuang-Praxis somit positiv aus.

KOGNITIVES UND PHYSISCHES TRAINING

Eines der wesentlichen Merkmale des Zhan Zhuang ist zugleich die Quelle unzähliger positiver Effekte auf Körper, Geist und Seele: die Kombination von kognitivem und physischem Training. Charakteristisch für diese Kombination ist, dass in einer – von außen betrachtet – scheinbar bewegungslosen Körperposition ein feines Gespür für den Impuls kleinster Körperbewegungen entwickelt wird. Gleichzeitig werden Visualisierungs- und Konzentrationstechniken gezielt mit eingebunden.

Die Effekte sind erstaunlich. So können Sie beispielsweise mit der Übung gezielt die Bildung von Nervengewebe anregen. Gegen Ende des letzten Jahrtausends konnte man nachweisen, dass sich die Zahl der Verbindungen von Nerven- zu anderen Zellen innerhalb von nur einer Stunde verdoppeln kann, wenn die Nervenzellen in einem Nervenbündel immer wieder stimuliert werden. Indem Sie Ihre Aufmerksamkeit gezielt ausrichten, lösen Sie eine solche Stimulation aus und bewirken so, dass neue Nervenverbindungen erzeugt werden. Die Materie aller unserer Körperzellen reagiert also auf die Energie unseres Bewusstseins – ein wichtiges Kernelement des Zhan Zhuang.

Bekanntlich passt sich unser Körper den Belastungen an, denen er ausgesetzt ist. In der Trainingslehre ist dieser Effekt als sogenanntes Roux-Prinzip, als Reizstufenregel, bekannt. Grob formuliert sind zu geringere Reize wenig wirksam, zu starke überlasten den Körper. Reize hingegen, die fordern, aber nicht überfordern, führen zu einer Leistungssteigerung und lösen physiologische Veränderungen wie Muskelwachstum aus. Über

Zhan Zhuang geben Sie Ihrem Körper solche unterstützenden Impulse regelmäßig auf einfache Art und Weise. Langfristig werden Sie dadurch eine höhere körperliche Vitalität feststellen, die mit geringerem Energieaufwand aufrechterhalten werden kann.
Und nicht zuletzt hat die mentale Stärke, die Sie durch Visualisierung und Konzentration erlangen, beispielsweise im Sport einen sehr großen Einfluss auf die Leistung: Man sagt, dass es zu annähernd 70 % im Kopf entschieden werde, ob man in einem Wettkampf siegt oder verliert. Technik und körperliche Verfassung machen im Vergleich dazu weniger als ein Drittel aus.

SEINSENTWICKLUNG

Zhan Zhuang lädt dazu ein, sich selbst zu erforschen. Jede Zelle, jedes Organ, jeder Muskel und einzelne Bereich unseres Körpers hat eine strukturelle, eine physiologische und eine psychologische Bedeutung. Zhan Zhuang hilft dabei, tiefer in diese Zusammenhänge und deren Magie einzutauchen. Denn während man stillsteht und »in sich ruht«, können emotionale und mentale Konditionierungen deutlich werden.
Zugleich stärkt die Übung das Gewahrsein und die Präsenz im gegenwärtigen Moment. Dies ist unter anderem in der Kampfkunst bei einem Partnerkampf entscheidend. Je ausgeglichener der Übende auf mentaler und emotionaler Ebene ist, je freier die Energie im physischen Körper fließt, desto schneller und effektiver ist die Kampftechnik. Doch auch im Alltag, außerhalb der Kampfkunst, kann dieser Aspekt unterstützen. Er hilft uns dabei, gewahr zu werden, wie wir auf äußere Reize reagieren und welche Emotionen dabei aufkommen.
In der Regel sind es emotionale Grundmuster, die sich während der Übungspraxis intensivieren. Diese können sich in unter anderem in unseren Reaktionen auf bestimmte Lebensumstände zeigen: Reagieren Sie auf Probleme tendenziell mit Angriff oder mit Flucht? Wie gehen Sie mit Herausforderungen, Niederlagen oder Überlegenheit um?

In Bezug auf Selbsterkenntnis und Selbstwahrnehmung ist es unerlässlich, die Aufmerksamkeit zu schulen. Dies ist einer der Aspekte, die durch Zhan Zhuang gefördert werden. Man kann daher ohne Übertreibung sagen, dass Zhan Zhuang ein hilfreiches Mittel zur Selbsterforschung ist. Indem wir gewohnheitsmäßige Haltungen und häufig aufkommende Gedanken und Gefühle erkennen, erlangen wir interessante Aufschlüsse und bekommen Zugang zu unserem Selbst. All dies kann für innere Transformationsarbeiten genutzt werden.

Das, was Daoisten als Leere bezeichnen, ist durch Zhan Zhuang erfahrbar – im größten Moment der Stille, wenn der Geist in Ruhe und frei von Gedanken ist.

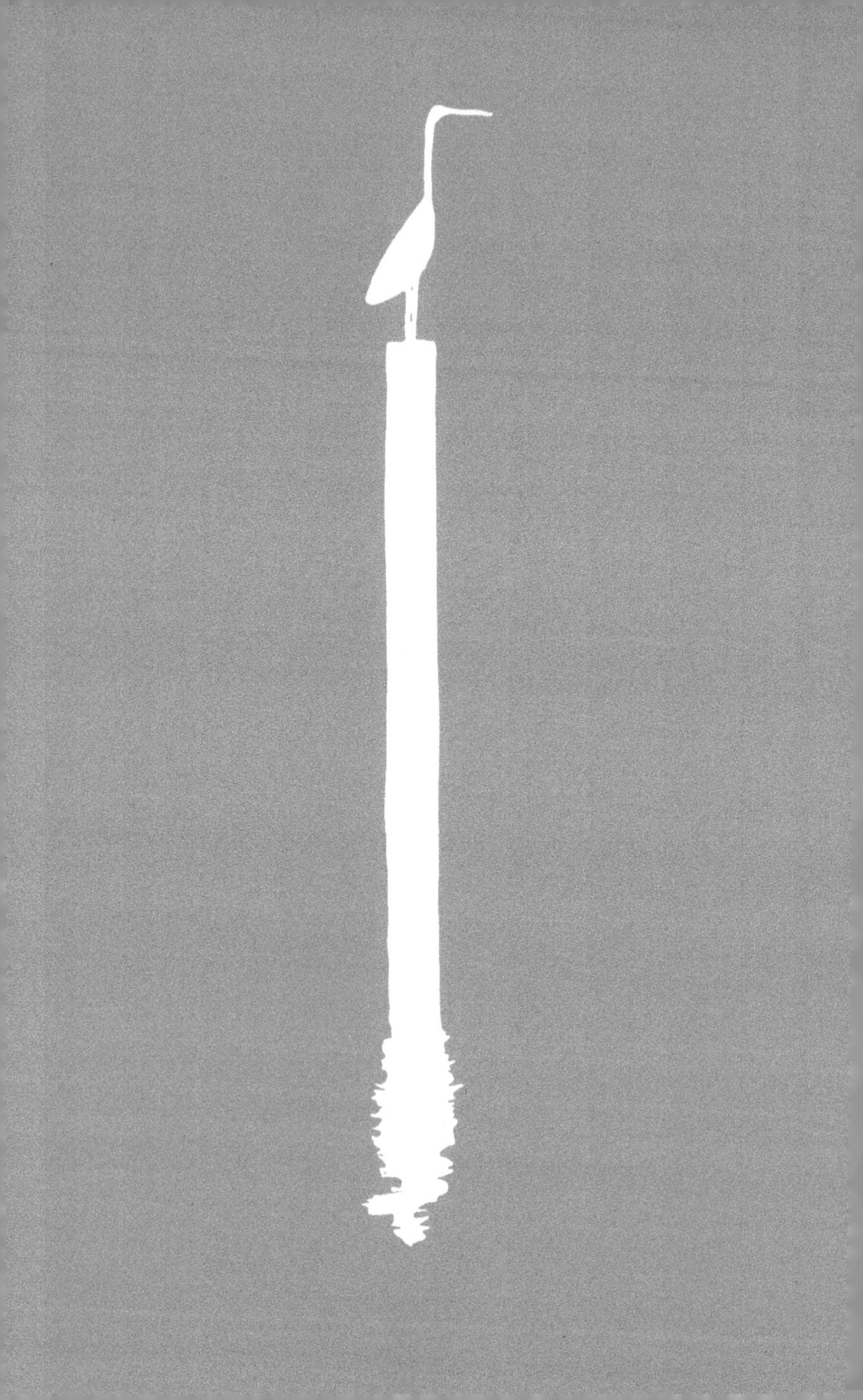

Grundlagen des Übens

»Du wirst zu deinen Gewohnheiten.«
(Sprichwort)

Im Zhan Zhuang werden – wie in allen anderen Übungen des Yiquan auch – Bewegungen sowohl einzeln als auch in kombinierter Form geübt. Bei allen Übungsvarianten sind die folgenden Aspekte bedeutsam:

- Körper und Geist sind so ruhig und entspannt wie möglich.
- Der Körper ist zentriert (u. a. in Bezug auf seinen Energie- und Körperschwerpunkt). Der Geist ist aufmerksam und konzentriert.
- Der Körper ist geerdet (mit der Erde verbunden) und aufgerichtet (mit dem Himmel verbunden).
- Sowohl der Körper des Übenden für sich als auch Körper und Geist als zwei separate Erscheinungsformen werden zu einer Einheit.

Die richtige Atmung

Der Atem hat ein unglaublich hohes Heilpotenzial. Dabei ist er für uns so selbstverständlich, dass wir ihn oftmals nicht beachten. Hinzu kommt, dass im Laufe der Jahre viele von uns verlernt haben, optimal zu atmen. Sie atmen nicht tief in den Bauch, sondern flach in den Brustkorb hinein. Bei einer solchen Brustatmung wird das Zwerchfell aber kaum bewegt und dadurch die Lungenkapazität nicht optimal ausgenutzt.
Die Versorgung der Muskeln und lebenswichtigen Organe mit lebenswichtigen Nährstoffen wird behindert und neben der negativen Auswirkung auf die körpereigenen Stoffwechselvorgänge wird zudem auch das Herz belastet. Grund dafür ist, dass nur bei der Bauchatmung ein Druckgefälle entsteht, das das Hochziehen des Blutes unterstützt. Innere Organe wer-

den bei der Bauchatmung durch die sanfte massageähnliche Wirkung gekräftigt und durch die bessere Durchblutung in ihrer Reinigung unterstützt, was wiederum dem Entstehen vieler Krankheiten entgegenwirken kann. Der Blutkreislauf wird stimuliert und viele Prozesse im Körper harmonisch ausgeglichen.

Trotz dieser vielen Vorteile der Bauchatmung steht sie während der Übungspraxis nicht im Mittelpunkt der Aufmerksamkeit. Der Grund ist einfach: Wenn Sie die jeweiligen Positionen einnehmen und einfach ruhig und natürlich atmen, werden Ihre Atemzüge ganz von selbst tiefer, länger und gleichmäßiger. Das ist eine Folge des stetigen Wechsels zwischen Entspannung und Anspannung, durch den der Körper sich zunehmend entspannt. Sie brauchen Ihren Atemzügen also gar keine besondere Beachtung zu schenken.

Der richtige Stand

Die in diesem Werk beschriebenen Übungen können Sie sowohl in einem schulterbreiten Stand (der sogenannten Grundstellung Pingbu) als auch – nach einiger Übungspraxis – in einem Stand durchführen, welcher Dingbabu genannt wird. Um die Stellung Dingbabu einzunehmen, stellen Sie zuerst beide Füße dicht nebeneinander. Drehen Sie dann Ihren linken Fuß 45 Grad nach links, setzen Sie ihn etwa eine Schrittlänge nach vorn und etwa eine Schrittlänge nach links. Analog suchen Sie die Position mit dem rechten Fuß, wenn Sie nach der Hälfte der Übungsdauer den Fuß wechseln.

In den Übungsbeschreibungen (ab Seite 51) werden die Übungen im Grundstand Pingbu erläutert. Wenn Sie möchten, können Sie nach einiger Übungspraxis selbstständig den Stand wechseln und die Übungen wie beschrieben in der veränderten Fußstellung Dingbabu durchführen.

Im Folgenden finden Sie eine Beschreibung der wichtigsten Übungsprinzipien. Sie sind für alle Übungsvarianten gültig und gelten für beide Fußstellungen. Versuchen Sie, sich die Prinzipien zu merken und nach und nach so viele wie möglich umzusetzen. Überfordern Sie sich jedoch nicht: Es muss nicht von Anfang an alles perfekt sein. So wie Sie beim Kochen die Zutaten und Gewürze nach und nach hinzugeben, vervollständigen Sie auch beim Zhan Zhuang nach und nach die einzelnen Kriterien, bis nach einiger Übungspraxis alle eingebunden sind. Die folgende Auflistung dient Ihrem Überblick. Sie sollte Sie nicht unter Druck setzen, alles so schnell wie möglich umsetzen zu müssen. Beherzigen Sie die nachfolgend beschriebenen Aspekte eines gut ausgerichteten Standes einfach nach und nach.

WIRBELSÄULE

Die entscheidende Grundlage ist es, auf die sogenannten vier Begradigungen der Wirbelsäule zu achten. Ziehen Sie dazu zunächst Ihr Kinn leicht an, damit sich Ihre Halswirbel besser ausrichten können. Stellen Sie sich dabei zusätzlich vor, dass Ihr Kopf an seinem obersten Punkt am Himmel aufgehängt ist. (Der oberste Punkt wäre an der Stelle, an der sich die folgenden beiden Linien kreuzen: eine Linie entlang einem gedachten Mittelscheitel sowie eine Linie zwischen den obersten Punkten der Ohren.) Eine alternative Vorstellung ist, dass der Kopf sanft nach oben gegen einen imaginären Widerstand drückt (beispielsweise gegen eine Handfläche).
Ihr Blick sollte gegen den Horizont gerichtet sein, sodass Sie in die Ferne sehen. Das Kinn ist, wie anfangs erwähnt, leicht in Richtung Brust angezogen, die Wirbelsäule innerlich in Gedanken sanft gerade nach oben gezogen. Das ist besonders für die Halswirbel und die Bandscheiben sehr wichtig. Wichtige Nervenbahnen können auf diese Weise unterstützt werden und auch die Halswirbel, welche ein Gewicht von mehreren Kilogramm tragen, werden entlastet.
Eine aufrechte Kopfhaltung ist besonders bei unserem modernen Lebensstil sehr wichtig. Denn je weiter wir den Kopf nach vorne beugen (bei-

spielsweise um das Handydisplay zu lesen), desto höher wird das Zuggewicht des Kopfes. Die Belastung für den Nacken steigt dadurch enorm – sie kann leicht das Sechsfache des Gewichts betragen, das auf den Nacken einwirkt, wenn Sie Richtung Horizont blicken.

Bringen Sie die Schultern etwas nach hinten, sodass sich Ihre Brust sanft hebt. Übertreiben Sie diese Bewegung jedoch nicht. Es handelt sich nur um eine minimale Positionsänderung – keinesfalls sollten Sie am Ende in einer »Militärhaltung« stehen. Die Brust sollte weder herausgedrückt werden noch soll sie einfallen. Sie wird einfach ganz leicht gehoben, während die Hüfte entspannt »fallen gelassen« wird. Der obere Rücken wird ganz leicht (!) nach vorne gerundet. Auch dies hilft, dass die Schultern nicht zu sehr nach hinten fallen, sondern gut und entspannt die beschriebene Position einnehmen können.

Lassen Sie gedanklich (sowie physisch, soweit möglich) auch die Schultern sinken. Das Sinkenlassen der Schultern hat unter anderem einen unmittelbaren Einfluss auf die Rücken- und Nackenmuskulatur. Hochgezogene Schultern führen dazu, dass sich dieser Bereich anspannt und die Verbindung zwischen Oberkörper und Armen beeinträchtigt wird. Der Rücken oder vielmehr die Rückenmuskulatur sollte darum gedanklich so gut wie möglich der Schwerkraft nachgeben. Bitte beachten Sie: Die Wirbelsäule wird, wie auf Seite 32 beschrieben, sanft nach oben gezogen! Das Entspannen und Sinkenlassen des Rückens bezieht sich allein auf die Muskulatur und das Bindegewebe.

Drücken Sie nun die Lendenwirbel gedanklich etwas nach hinten in eine imaginäre Matratze, sodass dadurch Steißbein und Becken etwas nach vorne kippen. Auf diese Weise kann man ein eventuelles Hohlkreuz ausgleichen. Dabei kann gedanklich auch der Bauchnabel nach innen Richtung Wirbelsäule gezogen werden.

Eine Merkregel für Zhan Zhuang ist, dass sich die Energiezentren Mingmen (auf der Körperrückseite, gegenüber vom Bauchnabel) und Jiaji (zwischen den Schulterblättern) übereinander befinden sollten. Auch bei den

Bewegungen ist es das Ziel, dass sich beide Punkte immer als eine Einheit bewegen.
Am Schluss ziehen Sie die Wirbelsäule innerlich in Gedanken sanft nach oben, so als wollten Sie sie verlängern und sanft strecken. Insgesamt sollten Sie sich in dieser Endposition weder »zusammengesackt« noch überstreckt fühlen.

SCHWERKRAFT

Machen Sie sich die Schwerkraft zunutze. Sie können diese in die Übungspraxis einbauen, indem Sie sich vorstellen, sich zu verwurzeln: Alles strebt nach unten. Eine Visualisierungsmöglichkeit besteht beispielsweise darin, sich vorzustellen, Ihr Körper hinge wie eine Marionette an Fäden am Himmel – dadurch können Sie sich ganz dem Prozess des Sinkens hingeben. Sobald Sie sich mehr und mehr entspannen, wird durch die Kraft der abwärts gerichteten Schwerkraft jegliche Anspannung und unbenötigte Energie nach unten sinken. »Der Schwerkraft nachgeben« sollte ein Merksatz sein, den Sie sich während der Übung öfter vorsagen.

FÜSSE

Füße sind das Fundament unseres Körpers. Sie tragen uns durch die Welt und sind nicht nur für das Gehen wichtig, sondern auch für das Stehen. Da ihnen im Alltag oftmals wenig Beachtung entgegengebracht wird, unterstützt es den Körper und unsere Gesundheit, wenn sie aktiv in die Zhan-Zhuang-Übungen eingebaut werden.
Die Füße schaffen die Grundlage dafür, dass der Oberkörper sich in einem ausgewogenen Verhältnis zur horizontalen Ebene befinden kann. In der Tat kann man oftmals Beschwerden in den oberen Körperregionen beheben, wenn man Blockaden in Füßen und Beinen beseitigt. So steigt beispielsweise ein Energieimpuls von den Beinen aus nach oben, setzt sich über den Beckenboden an der Vorderseite der Wirbelsäule bis in den Nackenbereich fort und endet schließlich an den seitlichen Schädel-

knochen. Entsprechend wirkt sich ein Ungleichgewicht im oberen Körperbereich auch auf die Füße aus. Alle diese Zusammenhänge beeinflusst Zhan Zhuang positiv. Sie werden merken, wie sich Ihr Gewicht durch regelmäßiges Üben besser zwischen den Fußgewölben verteilt und welch positive Wirkung dies auf andere Körperbereiche hat. Die Fußwölbung selbst hebt sich leicht nach oben.
Sie erreichen das alles, indem Sie sich während des Übens in einen etwa schulterbreiten Parallelstand stellen. Krallen Sie sich mit den Zehen leicht in den Boden und verteilen Sie Ihr Körpergewicht gleichmäßig auf beide Fußsohlen.

GELENKE ALLGEMEIN

Achten Sie darauf, dass bei den Übungen alle Gelenke leicht gebeugt sind. Dies gilt für die Hand- und Fußgelenke ebenso wie für die Ellenbogen-, Knie- und Schultergelenke. Sie sollten weder durchgestreckt noch zu stark angewinkelt sein. Auf besonders wichtige Gelenke gehe ich im Folgenden noch einmal gesondert ein.

KNIE

Wie alle anderen Gelenke sind auch die Knie leicht gebeugt. Das heißt, dass sie weder ganz durchgestreckt noch zu stark gebeugt sind. Ihre Knie sollten nicht über die Zehen »hinausschauen«. Gerne können Sie sich einen Ball vorstellen, den Sie zwischen den Knien halten, während Ihre Fersen etwas in den Boden einsinken. Durch das Halten des imaginären Balls – indem Sie also die sich leicht nach außen ausweitenden Knie spüren – verteilt sich Ihr Gewicht automatisch etwas auf die Außenseite Ihrer Füße, sodass Sie es zwischen den Innen- und Außenseiten beider Füße besonders gut ausgleichen können. Das unterstützt eine Spannung in den Beinen, welche die grundlegende Struktur des Körpers stabilisiert. Auf diese Weise fällt es Ihnen leichter, Ihren Energie- und Körperschwerpunkt in die Mitte des Körpers zu verlagern.

ARME

Die Arme sollten sich mit zunehmender Übungspraxis frei und entspannt anfühlen. Weder sollten sie zu entspannt sein und lose herunterhängen, noch dürfen sie von den Schultern und dem Nacken »gehalten« und dadurch angespannt sein.

SCHULTERN

Lassen Sie Ihre Schultern während der Übungen sinken (gedanklich und – soweit es für Sie gut machbar ist – physisch) und entspannen Sie sie so gut wie möglich.
Jede Schulter ist ein Treffpunkt von achtzehn (!) Muskeln und besteht genau genommen aus fünf Gelenken. Im Zusammenspiel ermöglichen sie unzählige Bewegungen. Die Komplexität und große Beweglichkeit der Schulter hat jedoch auch eine Kehrseite: Spannungen können sich sehr schnell sowohl hierher als auch von hier in andere Körperbereiche übertragen. Zudem ist die Stabilität des vorwiegend von Muskeln gehaltenen Gelenks im Vergleich zu anderen Körpergelenken geringer.
Die Schultern sollen rund sein und sich wie Flügel leicht zur Seite schieben, sodass sich der Brustbereich entspannen kann. Auch können die Rippen mehr Druck standhalten, wenn die Schultern »rund« sind. Und schließlich kann ein wichtiges Energiezentrum, welches sich auf der Rückseite des Körpers zwischen den Schulterblättern befindet, in dieser Haltung besser mit Energie versorgt werden.
Durch die Vorstellung, einen breiten, runden Gegenstand zu umarmen, kann man das lockere Absinken und Entspannen der Schultern fördern, sodass sie entspannt, rund und offen werden. In einigen der Übungen wird darum gedanklich ein Ball vor dem Körper gehalten oder ein Baum umarmt. Wenn Sie möchten, können Sie in Ihrer Vorstellung auch kleine Bälle (oder einen anderen beliebigen Gegenstand) unter den Achselhöhlen halten, sodass dort jeweils ein kleiner Zwischenraum entsteht. Auch dies begünstigt ein Öffnen der Schultergelenke.

ZUNGE

Legen Sie während der Übungen die Zungenspitze sanft hinter die oberen Schneidezähne.

LASSEN SIE SICH ZEIT

Lassen Sie sich, wie gesagt, nicht von der Menge der beschriebenen Aspekte verunsichern, auf die Sie achten sollten. Verwenden Sie die Hinweise einfach als Leitfaden und nehmen Sie mit regelmäßiger Übungspraxis jeweils einen weiteren Punkt hinzu. Das Gleiche gilt für die Übungsbeschreibungen ab Seite 61. Es ist unmöglich, von Anfang an auf alles zu achten und alle Anleitungen zu verinnerlichen – Perfektionismus ist da eher hinderlich.
Gerne können Sie sich jedoch diesen Abschnitt vor jedem Üben durchlesen, sodass Sie die Informationen »im Hinterkopf haben«, wenn Sie die Übung durchführen. Auf diese Weise kann es sein, dass Ihnen während des Übens ganz von selbst ein Aspekt ein- und auffällt, zu dem Sie gerade in dem Moment sofort einen Zugang haben und den Sie so sehr leicht umsetzen können.

Das Prinzip von Anspannung und Entspannung

Im Chinesischen wird mit dem Begriff *Song* ein Zustand beschrieben, den man als aufmerksame Entspannung mit gleichzeitiger achtsamer Bereitschaft für eine augenblickliche Handlung charakterisieren kann. Die Entspannung, die Sie nach einiger Übungspraxis mit den Übungen erreichen können, beinhaltet also alle Möglichkeiten der Bewegung in einem bestimmten Moment. Sie gleicht der Ruhe eines Hirsches in der Waldlichtung, der jederzeit bereit zur Flucht ist, oder der Ruhe einer Katze, die vor dem Mauseloch auf der Lauer liegt. Um diesen Zustand zu erreichen, ist es wichtig, jeglichen Krafteinsatz zu vermeiden – und zwar sowohl auf körperlicher Ebene (Muskelkraft) als auch auf mentaler Ebene (Geist).

Das Vermeiden jeden Krafteinsatzes ist eine der wichtigsten Grundregeln des Zhan Zhuang: Zu viel Krafteinsatz oder Anstrengung kann Spannung erzeugen, und diese behindert wiederum die Flexibilität und auch den Qi- und Blutfluss. Der Yiquan-Meister Jumin Chen sagt hierzu, der Körper solle entspannt, jedoch nicht schlaff, und er solle angespannt, jedoch nicht verspannt sein. Das Gespür für diesen Zustand werden Sie mit einer regelmäßigen Übungspraxis entwickeln. Dies kann zugleich auch dabei helfen, tiefsitzende Gewohnheiten aufzulösen.

Sie werden feststellen, dass in den Übungen ein durchgehender Wechsel zwischen bewusster Anspannung und Entspannung stattfindet. Dabei sind beide Aspekte zu jedem Zeitpunkt vorhanden – allerdings in unterschiedlichem Ausmaß. So hat jeder Körper eine bestimmte Grundspannung, unabhängig davon, ob er sich bewegt oder nicht. Diese Spannung wird jedoch nicht nur durch die Muskeln und Bänder bestimmt, sondern ebenso von unserem Bindegewebe (siehe Seite 22). Setzt man die Schwerkraft ein und lässt bei der Entspannung alles sanft nach unten sinken, bleibt darum dennoch eine dem Gewebe innewohnende zusammenhaltende Kraft erhalten. Sie sorgt unabhängig vom Entspannungsgrad für wesentliche Verbindungen innerhalb des Körpers.

Umgebung und eigene Verfassung

Grundsätzlich können Sie überall – praktischerweise selbst auf engstem Raum – und zu jeder Tages- und Jahreszeit üben: wo und wann immer Sie sich wohlfühlen und es sich in den Tagesablauf integrieren lässt. Natürlich

gibt es geeignete und weniger geeignete Plätze. Direkt unter einer Starkstromleitung zu üben wäre ein prägnantes Beispiel für einen weniger günstigen Übungsplatz. Ebenso wird meist vom Üben in der Nähe von Giftpflanzen abgeraten. Nimmt man durch die unmittelbare Nähe »negative Energien« dieser Pflanzen auf, so können leicht neue Beschwerden und Blockaden entstehen beziehungsweise bestehende Erkrankungen und Entzündungen verstärkt werden.
Es gibt jedoch auch eine Vielzahl an Pflanzen, die einen guten und stärkenden Einfluss auf uns haben. Dies gilt ganz besonders für Nadelbäume und Ahornarten. Die immergrünen Nadelbäume werden in China mit Langlebigkeit assoziiert, da sie zu jeder Jahreszeit grün sind. Der Naturforscher Viktor Schauberger ergänzte diese Ansicht mit der Feststellung, dass immergrüne Bäume hauptsächlich in einer Umgebung mit kurzwelligem Licht wachsen. Charakteristisch für dieses Licht ist seine hohe Energie und starke Intensität. Das ist auch den Übungen förderlich.
Während des Übens (und später auch im Alltag) sollte Ihre innere Verfassung stets so entspannt wie möglich sein. Dies gilt gleichermaßen für den Körper und für den Geist. Im Vergleich mit dem Mond wird das klar: Er spiegelt sich am deutlichsten in stillem Wasser. In fließendem Wasser ist das Spiegelbild undeutlich und viel verschwommener, auch wenn der Mond derselbe bleibt.
Über Zhan Zhuang mit dem Körper zu arbeiten bedeutet, zugleich mit den Gedanken und der eigenen Vorstellungskraft zu arbeiten. Auch hier wieder gilt jedoch: Seien Sie nicht zu perfektionistisch, vor allem am Anfang. Entspannen Sie sich, so gut es geht, und lassen Sie Ihre Gedanken kommen und gehen, ohne sie einzuladen oder festhalten zu wollen. Es gibt ein Bild, bei dem Gedanken mit Wolken verglichen werden: Man sollte sie »einfach weiterziehen« lassen.
Das Einbinden von Vorstellungsbildern in der Zhan-Zhuang-Praxis hat den Vorteil, dass Ihr Verstand beschäftigt ist und die Wahrscheinlichkeit geringer wird, in Tagträumereien abzudriften. Es ist ein wenig wie in dem chine-

sischen Sprichwort, welches besagt, dass mit einem Gedanken zehntausend andere ersetzt werden können: Richten Sie Ihre Aufmerksamkeit auf die bei der jeweiligen Übungsbeschreibung erwähnten Vorstellungsbilder. Ihr Geist und Ihre Gedanken werden mit regelmäßiger Übungspraxis von selbst immer mehr zur Ruhe kommen. Je entspannter Sie dadurch nach und nach werden, desto mehr unterstützen Sie Ihren Körper dabei, Regenerationsvorgänge durchzuführen.

Kleidung und Schuhe

Bezüglich Kleidung und Schuhe gibt es keine Vorgabe. Ich rate meist zu natürlichen Stoffen wie beispielsweise Baumwolle, Leinen oder Samt. Dies ist jedoch keineswegs eine Voraussetzung für das Zhan Zhuang. Es geht darum, eine Kleidung zu tragen, in der Sie sich wohl- und nicht beengt fühlen. Dies gilt ebenso für die Schuhe. Wählen Sie das Paar, das das Bequemste in Ihrem Schrank ist, oder führen Sie die Übung barfuß durch, wenn Sie möchten.

站樁

Hinweise zur Übungspraxis

»Wenn du die Absicht hast, dich zu erneuern, tue es jeden Tag.«
(Konfuzius)

Die Übungsbeschreibungen in diesem Buch sind in unterschiedliche Schritte gegliedert, die zugleich jeweils auf den Schwierigkeitsgrad hinweisen. Gehen Sie immer dann zur nächsten Stufe, wenn Sie das Gefühl haben, die letztere gut zu beherrschen. Es ist nicht sinnvoll, schnell vorwärtskommen zu wollen, selbst wenn Sie der Ehrgeiz packt. Viel wichtiger ist es, ein stabiles Fundament aufzubauen, von dem aus Sie anschließend handeln und Ihre Fähigkeiten ausweiten können. Die Übungsstufen sind so aufgebaut, dass sie sich gegenseitig unterstützen.

Übungsablauf und Übungsdauer

Die Übungsdauer wird individuell angepasst. Sie kann unter anderem je nach aktuellem körperlichem Zustand und Ihrer bisherigen Erfahrung variieren. Empfehlenswert ist, dass Sie anfangs mit drei Minuten Übungszeit beginnen.

Gerne können Sie auch alle beschriebenen Übungsvarianten des Zhan Zhuang (ab Seite 61) für jeweils drei Minuten nacheinander durchführen. Hierzu können Sie sich beispielsweise einen Wecker stellen, der alle drei Minuten ein Signal von sich gibt, oder auch mehrere entspannende Lieder mit ungefähr derselben Länge im Hintergrund laufen lassen. Sie können aber auch täglich eine andere Übungsvariante wählen – das ist ganz Ihnen überlassen.

Im weiteren Verlauf können Sie dann entweder bei einer Übungsvariante die Übungszeit verlängern (zum Beispiel auf fünf, acht oder zehn Minuten) oder auch alle Übungsvarianten jeweils eine oder zwei Minuten länger ausführen. Steigern Sie die Übungszeit nicht zu schnell, seien Sie jedoch auch nicht zu nachgiebig. Selbst wenn Sie täglich nur kurz üben, werden Sie – neben den allgemein positiven körperlichen, emotionalen und mentalen Wirkungen im Alltag – schnell Fortschritte in Ihrer Übungspraxis bemerken.

Tasten Sie sich in Bezug auf Ihre individuelle Übungsdauer sanft, aber entschlossen vor, während Sie auf die Rückmeldungen Ihres Körpers achten. Versuchen Sie, die jeweilige Position immer etwas länger zu halten und die Zeit immer weiter auszudehnen, ohne den Körper durch zu viel Ehrgeiz zu überanstrengen.

Empfehlenswert ist es auch, mehrmals am Tag kurze Sequenzen zu üben. So können Sie Ihre Übung beispielsweise drei- bis fünfmal am Tag für jeweils fünf bis zehn Minuten durchführen und diese Zeit (oder auch die Wiederholungsanzahl) nach und nach beliebig steigern.

Welche Variante des Zhan Zhuang Sie wählen, bleibt Ihnen überlassen. Die Auswahl kann sich je nach den aktuellen Lebensumständen ändern. Haben Sie beispielsweise vor Kurzem eine Schulterverletzung erlitten, kann es empfehlenswert sein, die Übung Chengbao Zhuang (Seite 73) für einige Wochen auszulassen und dafür der Übung Tuobao Zhuang (Seite 77) mehr Beachtung zu schenken.

Wie gesagt: Die Übungszeit selbst kann und sollte mehr und mehr erweitert und gesteigert werden. Es ist nicht ungewöhnlich, nach einigen Wochen oder Monaten eine volle oder mehrere Stunden am Stück in einer Übungsvariante zu stehen. Falls Sie mit Zhan Zhuang oder ähnlichen Übungsmethoden bislang nicht in Berührung gekommen sind, mag Ihnen dies als sehr lange Zeit erscheinen. Vielleicht fragen Sie sich, ob einem dabei nicht langweilig wird. Die Antwort ist sehr einfach und lautet: keineswegs. Sobald Sie in Ruhe stehen und Ihre Wahrnehmung des Körpers und der innerlich ablaufenden (körperlichen, emotionalen und mentalen) Prozesse stärker und präziser wird, werden Sie so viel entdecken, dass Sie sich unter Umständen gar nicht mehr aus der jeweiligen Position herausbewegen möchten. Jede geöffnete Tür öffnet sprichwörtlich Hunderte von neuen.

Aller Anfang ist schwer

Besonders am Anfang der Übungspraxis kann es vorkommen, dass sich verspannte Körperstellen noch verspannter oder gar schmerzhaft anfühlen. Auch kann es sein, dass unangenehme Emotionen wie beispielsweise Ärger intensiver wahrgenommen werden. Lassen Sie sich hiervon bitte nicht entmutigen. Falls keine akute Verletzung in dem schmerzenden Körperbereich vorhanden ist, kann dies eine natürliche (wenn auch im ersten Moment unangenehme) Reaktion des Körpers während eines Heilungs- und Regenerationsprozesses sein. Immerhin benötigt es Zeit, bis sich fehlerhafte Haltungsgewohnheiten korrigieren. Wenn ein Körper sich über einen bestimmten Zeitraum an eine asymmetrische Haltung gewöhnt hat, kann zu Anfang der Übungspraxis leicht der Eindruck entstehen, man stünde schief oder unausgeglichen oder sei gar zu angespannt. Bleiben Sie in diesem Fall einfach geduldig und helfen Sie Ihrem Körper dabei, eine bessere Ausrichtung anzunehmen, indem Sie die in diesem Buch angesprochenen Aspekte nach und nach beherzigen.

Unterschätzen Sie nicht, dass Ihre Muskulatur beim Zhan Zhuang unter Umständen in einer ganz neuen Art und Weise beansprucht wird. Sie kann ermüden und eventuell kann sogar Muskelkater entstehen, wenn Sie zu ehrgeizig an die Übungen herangegangen sind. Ein Ziehen oder leichtes Zucken kann auftreten, wenn das neuromuskuläre System noch nicht optimal arbeitet. Hören Sie auf die Rückmeldungen Ihres Körpers und steigern Sie die Übungszeit trotz Begeisterung mit Bedacht. Diese kurzzeitigen Symptome treten in der Regel an den Körperstellen auf, an denen eine Blockade bestand, wenn Qi während der Übungspraxis beginnt, sich

sprichwörtlich einen »freien Weg« zu bahnen, um ungehindert fließen zu können.
Die Bereitschaft der Muskulatur, auf Nervenreize zu reagieren, ist ein wichtiges Zeichen für eine gute Gesundheit. Sie wird immer besser werden und die oben genannten Reaktionen werden (wenn sie überhaupt auftreten) sich abschwächen.
Viel häufiger sind Reaktionen wie ein starkes (und auch nach der Übung anhaltendes) Wärmeempfinden – selbst bei Menschen, die sonst sehr kälteempfindlich sind. Ebenso ist ein leichtes oder starkes Kribbeln nicht ungewöhnlich, wenn sich der Qi-Fluss verstärkt. Dies gilt auch für eine Zunahme an Speichel, welcher, so unangenehm er in großer Menge auch sein mag, gesundheitsfördernde Wirkungen hat.

Handhaltungen im Zhan Zhuang

Je nach Übungsvariante unterscheiden sich die Handhaltungen des Zhan Zhuang. Bei einigen Übungsvarianten befinden sich die Arme und Hände vor dem Oberkörper. Eingebunden werden hierbei Vorstellungen, bei denen Sie entweder etwas umarmen (beispielsweise einen Heliumballon, der nach oben steigt und auf den Sie Ihre Arme einfach bequem auflegen können) oder die Arme und Hände auf einen Untergrund auflegen (beispielsweise ein Holzbrett, welches auf einer brusttiefen Wasseroberfläche schwimmt). Diese Bilder dienen als Hilfestellung, um unter anderem die Schultern stärker entspannen zu können.
Alternativ oder auch zusätzlich können Sie sich beispielsweise vorstellen, Ihre Hand- und Ellenbogengelenke seien an feinen Fäden am Himmel aufgehängt. Stellen Sie sich vor, Sie könnten der Schwerkraft nachgeben und sie einfach hängen lassen – in den Positionen geht es darum, so viel wie möglich zu entspannen und so wenig Anspannung wie nötig in die Übung

hineinzubringen. Versuchen Sie also, so wenig Kraft wie möglich aufzuwenden, um Arme und Hände oben zu halten – gerade so viel, dass sie nicht nach unten fallen.
Gleiches gilt auch für alle anderen Handhaltungen und Vorstellungsbilder, die in die Übungspraxis eingebunden werden.

Arbeit mit der Kraft des Yi

Für das chinesische Schriftzeichen *Yi* (意) gibt es eine Fülle an Übersetzungsmöglichkeiten: unter anderem Konzentration, Absicht, Bündeln oder Vorstellungskraft. Der obere Teil des Zeichens bedeutet im modernen Sprachgebrauch Ton, Laut und Botschaft. Der untere Teil steht für das Herz. Man könnte das Zeichen so interpretieren, dass das Herz die Grundlage und das Fundament für Yi bildet. In einigen daoistischen Schriften wird Yi als das Pferd des Qi bezeichnet. So gelange Qi immer dorthin, wohin sich die Vorstellungskraft begibt. Über den Einsatz von Yi kann somit das Mentale und Feinstoffliche ins Materielle transformiert und somit konkret werden. Auf die Übungen bezogen bedeutet dies, dass die Lebensenergie Qi durch den Einsatz von Yi im Körper des Übenden geleitet wird. Yi manifestiert sich in der Form und die Form folgt dem Yi.
Der Autor Jan Diepersloot beschreibt Yi als ein neurologisches Verbindungsglied zwischen sensorischen und motorischen Teilen des Nervensystems – was bedeutet, dass allein durch Konzentration und Vorstellungskraft Handlungsmöglichkeiten für den Übenden entstehen. Die Übungsmethode Zhan Zhuang kann zum einen so durchgeführt werden, dass physische Bewegungen stattfinden. Zum anderen können diese aber immer kleiner werden, sodass ab einem bestimmten Übungszeitpunkt die Bewegungen nur noch innerlich stattfinden: Aus großen Bewegungen werden kleine, aus kleinen Bewegungen wird (äußere) Bewegungslosigkeit.

Letzteres rückt den Einsatz von Yi noch stärker ins Licht und zeigt damit eine wichtige Wirkung des Zhan Zhuang. Es entwickelt die mentalen direkt und sehr konkret parallel zu den körperlichen Fähigkeiten. Gleichzeitig hat jeder Gedanke eine Auswirkung auf der physischen Ebene.
Wenn wir Qi bewegen möchten, müssen wir also alle unsere Seinsebenen involvieren und zu einer Einheit verschmelzen lassen.

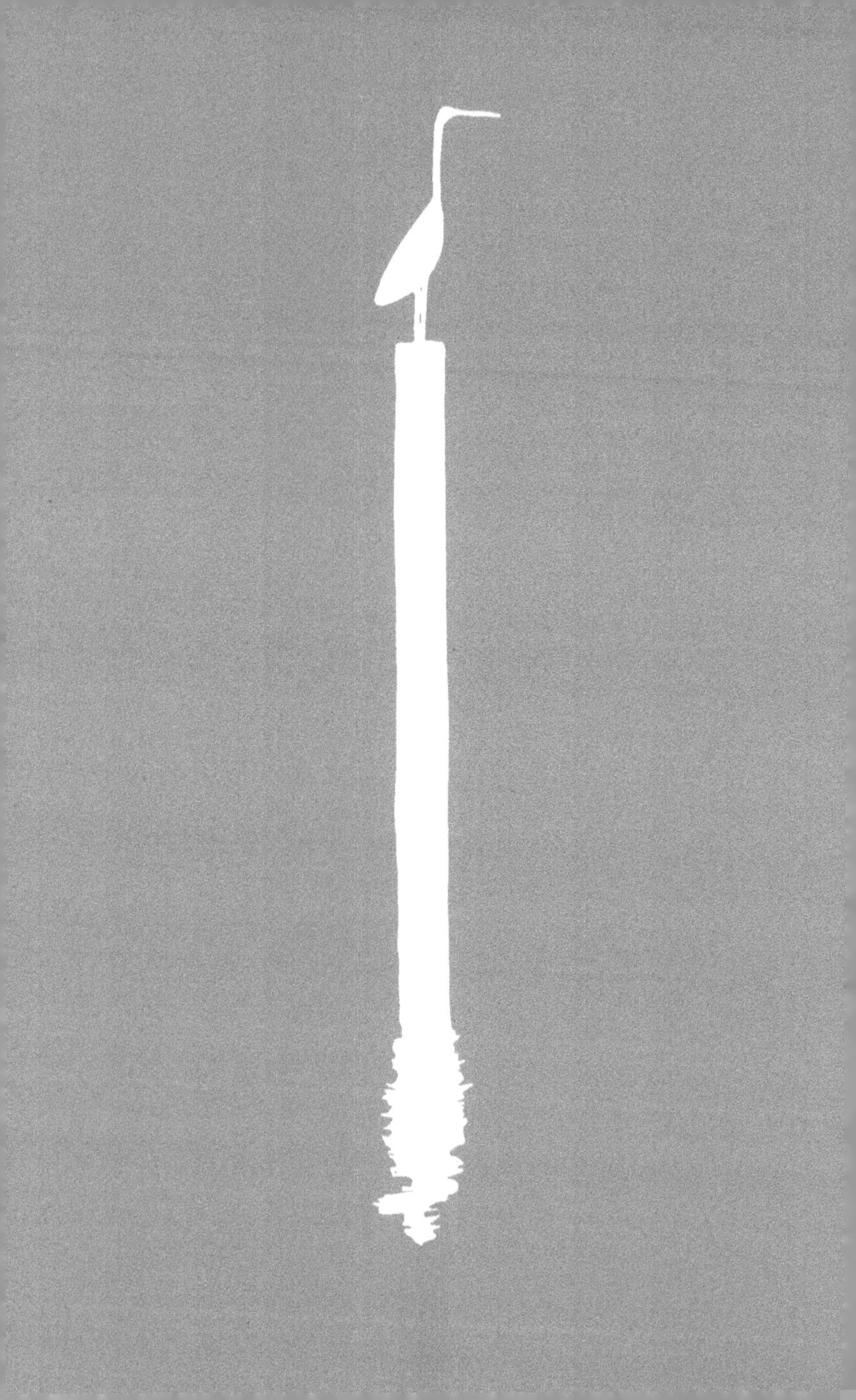

Die Vorübungen

»Form ist nichts anderes als Leere,
und Leere ist nichts anderes als Form.«
(Aus dem Herz-Sutra,
einem der heiligen Texte des Buddhismus)

Die Vorübungen sind als eine empfehlenswerte Ergänzung der Übungspraxis zu verstehen. Sie können, müssen aber nicht gemacht werden – sind also nicht zwingend notwendig. Wenn Sie möchten, können Sie auch gleich mit den Hauptübungen beginnen (siehe Seite 61).

Stehen unter einem Wasserfall

Stellen Sie sich in einen bequemen schulterbreiten Parallelstand und schließen Sie die Augen, falls Ihnen dabei nicht schwindelig wird. Atmen Sie einige Atemzüge lang sanft ein und aus. Lassen Sie die Atmung dabei immer tiefer werden. Achten Sie im Folgenden darauf, nicht zu sehr in die Übung zu versinken und eine ausreichende Achtsamkeit aufrechtzuerhalten, um das Gleichgewicht nicht zu verlieren.

Stellen Sie sich nun eine beliebige Umgebung vor, in der Sie sich wohlfühlen. Nehmen Sie sich einige Atemzüge Zeit, um dieses Bild so deutlich wie möglich wahrzunehmen.

Stellen Sie sich dann vor, Sie stünden direkt unter einem (warmen) Wasserfall. Das Wasser trifft dabei sanft auf den obersten Punkt Ihres Kopfes und fließt langsam an der Vorderseite des Körpers nach unten. Gehen Sie sanft alle Bereiche in Gedanken durch – die Stirn, die Nase, Wangen, Kinn, Hals, Brust, Bauch, Hüften, Oberschenkel, Knie, Unterschenkel und die Fußrücken. Lassen Sie das Wasser anschließend in die Erde abfließen. Nehmen Sie sich dabei nicht zu viel Zeit (den Körper also nicht in Zeitlupe durchgehen), doch gehen Sie den Körper auch nicht zu schnell durch. Setzen Sie sich nicht unter Druck: Nach einigen Malen werden Sie die für Sie beste Geschwindigkeit herausfinden.

Wenn Sie an einer Körperstelle auf eine Verspannung treffen, verharren Sie nicht bei dieser Stelle, sondern lassen Sie die Blockade und Verspannung sanft vom Wasser aufnehmen und abfließen, sodass sie am Ende imaginär mit dem Wasser tief in den Boden einsinkt. Stellen Sie sich dies beispielsweise so vor, als befänden sich an einer Stelle mehr Staubkörner auf Ihrer Haut. Es ist nicht wichtig, dass das Wasser mit einem Mal alle Staubkörner mitnimmt. Da das Wasser beständig fließt, trägt es immer ein bisschen mehr ab, bis die verspannte Stelle irgendwann ganz klar ist. Dies kann jedoch durchaus erst nach einigen Übungsdurchführungen, nach einigen Wochen oder Monaten, der Fall sein.

Führen Sie die Übung dann analog so durch, dass das Wasser an Ihrer linken Körperseite nach unten fließt. Das Wasser trifft weiterhin auf den obersten Punkt des Kopfes und fließt dann langsam an der linken Körperseite nach unten. Umspülen Sie dabei sanft die Schultern, die Gelenke bis hin zum Knöchel. Lassen Sie nach einiger Übungspraxis auch einzelne Wassertropfen von Ihren Fingerspitzen abfallen, während das restliche Wasser an der Außenseite der Oberschenkel sanft weiter nach unten fließt.

Führen Sie die Übung dann auch an der Körperrückseite durch. Beachten Sie dabei alle Rundungen des Körpers: den Rücken, den Po und die Kniekehlen. Anschließend führen Sie die Übung ein weiteres Mal an der rechten Körperseite durch. Nehmen Sie sich für jede Seite so viel Zeit, wie es für Sie angenehm ist.

Zuletzt versuchen Sie sich vorzustellen, dass das Wasser zeitgleich an allen vier Körperseiten nach unten fließt – vorne, hinten, links und rechts. Beginnen Sie dabei weiterhin mit dem obersten Punkt des Kopfes und lassen das Wasser in die Erde abfließen, wenn Sie bei den Füßen ankommen.

Falls Sie sich mit der Visualisierung anfangs schwertun, kann es helfen, wenn Sie sich jeden Tag einige Momente Zeit unter der Dusche nehmen.

Lassen Sie das Wasser lediglich an einer Körperseite herunterfließen. Versuchen Sie so deutlich wie möglich wahrzunehmen und zu verinnerlichen, wie sich dies anfühlt. Denken Sie jedoch daran: Bei der Übung selbst muss die Vorstellung nicht perfekt sein. Je öfter Sie üben, desto deutlicher werden Sie das imaginäre Fließen spüren.
Sehr gut eignet sich die Übung nicht nur als Vorbereitung, sondern auch als eigenständige Übung, wenn Sie tagsüber körperliche Verspannungen oder emotionale Anspannungen wahrnehmen.

Wassertropfen werfen mit den Fingerspitzen

Stellen Sie sich in einen bequemen schulterbreiten Stand, bei dem sich ein beliebiger Fuß eine Schrittlänge vor dem anderen befindet. Schwingen Sie dann Ihre Arme locker nach vorne und wieder zurück. Bewegen Sie zeitgleich auch den Oberkörper sanft mit. Stellen Sie sich vor, Sie hätten Ihre Hände vor jedem Schwung in Wasser getaucht und Sie würden nun versuchen, jemanden oder einen Gegenstand, der sich vor Ihnen befindet, nass zu spritzen. Lassen Sie dazu am Ende der Bewegung auch Ihre Hände über eine sanfte und lockere Bewegung der Handgelenke nach oben schwingen.
Stellen Sie sich vor, wie die einzelnen imaginären Tropfen von Ihren Fingerspitzen aus nach vorne geschleudert werden. Sie können sich dazu anfangs auf einzelne Finger konzentrieren. Nach einiger Übungspraxis wird es Ihnen gelingen, Wassertropfen auf allen zehn Fingern zugleich zu visualisieren. Wechseln Sie dann die Fußstellung (hinteren Fuß nach vorne, vorderen nach hinten stellen) und wiederholen Sie die Übung erneut einige Male. Sie entspannt Hand-, Ellenbogen- und Schultergelenke und lockert zudem die Wirbelsäule und den gesamten Rücken.

Nach links und rechts verlagern

Stellen Sie sich für diese Übung in einen bequemen schulterbreiten Stand. Nehmen Sie sich einige Atemzüge lang Zeit und versuchen Sie wahrzunehmen, wie sich Ihr Gewicht gleichmäßig auf beiden Fußsohlen verteilt. Verlagern Sie Ihr Gewicht nun auf ein beliebiges Bein und versuchen Sie dabei zu spüren, welcher Teil des Fußes genau stärker belastet wird. Oftmals liegt bei dieser Übung mehr Gewicht auf der Außenseite des belasteten Fußes und auf der Innenseite des entlasteten Fußes. Achten Sie jedoch darauf, das Gewicht so zu verlagern, dass dies nicht geschieht. Verlagern Sie das Gewicht langsam und achten Sie dabei darauf, das Gewicht gleichmäßig auf den gesamten Fuß (also Innen- und Außenseite gleichermaßen) zu verteilen. Entlasten Sie analog den entlasteten Fuß ebenso gleichmäßig. Wiederholen Sie den Ablauf mehrmals auf beiden Seiten.

Drehen um die eigene Achse

Stellen Sie sich locker, parallel und etwa schulterbreit hin. Fixieren Sie Ihre Knie über den Füßen, indem Sie sich vorstellen, einen Ball zwischen den Knien zu halten. Die Knie sind dabei ganz leicht gebeugt. Drehen Sie nun Ihren Oberkörper langsam nach links und wieder zur Mitte zurück. Wiederholen Sie dies anschließend analog nach rechts. Achten Sie darauf, dass sich Ihre Schultern und die Hüften auf einer Linie befinden, sodass sich Ihre Wirbelsäule nicht kippt. Atmen Sie sanft aus, wenn Sie sich zu einer Seite (links oder rechts) hindrehen, und ein, wenn Sie sich zurück in die Mitte in die Ausgangsposition bewegen. Ihre Arme können dabei entweder sanft mitschwingen oder einen imaginären Ball vor Ihrer Brust halten. Wiederholen Sie die Bewegung mehrere Male.

Fenster putzen

Stellen Sie sich in einen schulterbreiten Parallelstand. Heben Sie Ihre Arme und Hände vor den Oberkörper und legen Sie Ihre Handflächen auf eine imaginäre Fensterscheibe, die sich etwa einen halben Meter vor Ihnen befindet. Die Handflächen zeigen somit vom Körper weg. Versuchen Sie, den Druck Ihrer Handflächen auf der imaginären Fläche zu spüren.
Führen Sie dann langsame Kreise gegen den Uhrzeigersinn aus, während Sie sich vorstellen, die imaginäre Fensterscheibe zu reinigen. Achten Sie dabei darauf, dass Ihre Schultern dabei möglichst entspannt bleiben. Bewegen Sie nach einiger Übungspraxis den gesamten Körper mit:

- nach links, wenn sich die Hände nach rechts bewegen,
- nach oben (aufrichten), wenn sich die Hände senken,
- nach rechts, wenn sich die Hände nach links bewegen,
- leicht in die Knie, wenn sich die Hände heben.

Probieren Sie dies auch gerne an einer tatsächlichen Fensterscheibe aus und achten Sie darauf, wohin sich Ihr Körper intuitiv bewegen möchte.
Kreisen Sie anschließend mit beiden Händen etwa dieselbe Zeitdauer im Uhrzeigersinn.
Kreisen Sie dann mit beiden Händen von außen nach innen, sprich mit der linken Hand im Uhrzeigersinn (von Ihnen aus gesehen), mit der rechten gegen den Uhrzeigersinn. Achten Sie darauf, dass sich die Hände bei dieser Bewegung auf unterschiedlichen Positionen befinden. Während sich die eine Hand oberhalb befindet, ist die andere weiter unten, analog auch seitenverkehrt. Sie können den Körper in einer horizontalen Linie mitbewegen, doch achten Sie darauf, dass Sie ihn lediglich auf der Horizontalen bewegen und den Oberkörper nicht eindrehen. Wenn die linke Hand eine Halbkreisbewegung von oben nach unten vollführt, bewegt sich Ihr Körper dabei nach rechts. Wenn Sie sich dann weiter- und wieder nach

oben bewegt und zeitgleich die rechte Hand von oben nach unten gleitet, bewegt sich Ihr Körper nach links.
Als letzte Variante putzen Sie die imaginäre Fensterscheibe in Kreisbewegungen, bei denen Sie die Hände von innen nach außen kreisen lassen. Hierbei bewegt sich die linke Hand gegen den Uhrzeigersinn (von Ihnen aus gesehen), die rechte im Uhrzeigersinn. Auch hier gilt, dass sich beide Hände auf unterschiedlichen Höhen befinden: Während die eine unten ist, ist die andere oben. Der Körper kann wieder auf einer horizontalen Achse nach links und rechts mitbewegt werden.
Achten Sie bei dieser Übung darauf, dass sich Ihre Hände durchgehend in Bewegung befinden. Keine sollte auf die jeweils andere »warten« und damit stillstehen.

Tisch abwischen innen/außen

Stellen Sie sich in einen bequemen schulterbreiten Parallelstand. Heben Sie Ihre Arme und Hände etwa auf Oberbauchhöhe vor Ihren Oberkörper und legen Sie Ihre Handflächen auf eine imaginäre Tischplatte, die sich vor Ihnen befindet. Die Handflächen sind somit nach unten gerichtet. Versuchen Sie, den Druck Ihrer Handflächen auf der imaginären Fläche zu spüren. Führen Sie dann nach innen gerichtete Kreisbewegungen aus – so, als wollten Sie den imaginären Tisch polieren oder abwischen. Die linke Hand bewegt sich dabei im Uhrzeigersinn (von Ihnen aus gesehen), die rechte gegen den Uhrzeigersinn.
Gerne können Sie den Körper auch hier wieder in einer horizontalen Linie mitbewegen. Achten Sie dabei darauf, dass Sie ihn lediglich auf der Horizontalen bewegen und den Oberkörper nicht eindrehen. Wenn die linke Hand eine Halbkreisbewegung nach rechts vollzieht, bewegen Sie Ihren Oberkörper ebenfalls nach rechts. Analog gilt dies für die rechte Hand.

Wenn diese sich kreisend nach links bewegt, tut dies auch Ihr Oberkörper in einer geraden Linie.
Beugen Sie sich bei dieser Übung bitte nicht zu weit nach vorne, sondern bleiben Sie aufrecht stehen.

Zusammenfassung der Vorübungen

Hier sind die Vorübungen noch einmal in kurzen Stichworten zusammengefasst.

Stehen unter einem Wasserfall

- Schulterbreiter Parallelstand
- Vorstellung: unter einem (warmen) Wasserfall stehen, das Wasser nimmt alle Verspannungen mit fort
- Wasser fließt an der Vorderseite des Körpers nach unten
- Dann an der linken Körperseite
- Dann an der Körperrückseite
- Dann an der rechten Körperseite
- Wasser fließt zuletzt an allen Seiten des Körpers gleichzeitig nach unten

Wassertropfen werfen mit den Fingerspitzen

- Schulterbreiter Stand, ein beliebiger Fuß in Schrittlänge vor dem anderen
- Arme locker vor- und zurückschwingen, Oberkörper sanft mitbewegen
- Vorstellung: mit nassen Händen etwas vor sich nass spritzen
- Die imaginären Tropfen genau spüren
- Fußwechsel, Übung wiederholen

Nach links und rechts verlagern

- Schulterbreiter Parallelstand

- Spüren, wie sich die Gewichtsbelastung gleichmäßig auf beiden Fußsohlen verteilt
- Gewicht auf ein Bein verlagern und spüren, wie die Belastung sich verändert
- Darauf achten, den Fuß gleichmäßig zu belasten
- Gewicht auf den anderen Fuß verlagern
- Mehrmals hin- und herwechseln

Drehen um die eigene Achse

- Schulterbreiter Parallelstand, Knie leicht gebeugt
- Vorstellung: Einen Ball zwischen den Knien festhalten
- Oberkörper nach links (einatmen), zur Mitte zurück (ausatmen), dann nach rechts (einatmen) drehen, wieder zur Mitte (ausatmen)
- Arme dabei mitschwingen lassen oder einen imaginären Ball vor der Brust halten
- Mehrmals wiederholen

Fenster putzen

- Schulterbreiter Parallelstand
- Hände vor sich auf eine imaginäre Fensterscheibe legen
- Kreise ausführen: zuerst gegen den Uhrzeigersinn, dann im Uhrzeigersinn
- Kreise ausführen: zuerst von außen nach innen, dann von innen nach außen

Tisch abwischen innen/außen

- Schulterbreiter Parallelstand
- Hände vor sich auf eine imaginäre Tischplatte legen
- Kreise von außen nach innen ausführen

站椿

Die Hauptübungen

»Das Dao verharrt, ohne einzugreifen,
dauernd im Nichtstun,
doch nichts bleibt ungetan.«
(Laozi)

In diesem Kapitel werden verschiedene Übungsvarianten des Zhan Zhuang beschrieben. Neben den unterschiedlichen Körperpositionen ist es dabei auch möglich, unterschiedliche Visualisierungen in die Übung zu integrieren. Das Einbinden Ihrer Vorstellungskraft und Konzentration in die Übungspraxis stellt den Aspekt des Yi dar (Seite 48) – ein wichtiges Kernelement dieser Übungsmethode.
Gearbeitet wird meist mit Bildern, die uns allen bekannt und vertraut sind. So hat beinahe jeder Übende schon einmal die Erfahrung gemacht, in einem See oder unter der Dusche zu stehen. In der Übungspraxis greift man auf die Erinnerung an solche Erfahrungen zurück und bindet sie direkt in die Übung ein. So dient beispielsweise das Wasser in diesem Fall als Hilfsmittel dazu, mehr und mehr die Wahrnehmung für uns umgebende, uns innewohnende und beeinflussende Kraft- und Energiefelder zu verfeinern.

Hier noch einige zusätzliche Hinweise:

- Die Augen können Sie während der Übungen sowohl offen halten als auch schließen. Wenn Sie zu Gleichgewichtsstörungen neigen oder unsicher sind, lassen Sie die Augen gerne offen und versuchen Sie, weit in die Ferne Richtung Horizont zu blicken und so wenige Objekte wie möglich direkt zu fokussieren. Wenn Sie die Augen schließen, versuchen Sie stets, Ihre Aufmerksamkeit und ein Gewahrsein beizubehalten.
- Auf die Atmung müssen Sie für die Hauptübungen kein besonderes Augenmerk richten (siehe auch Seite 30). Es ist keine bestimmte Atem-

technik notwendig. Der Fokus liegt vielmehr auf der Visualisierung und der Körperhaltung. Den Atem lassen Sie einfach geschehen, so wie er von selbst kommen möchte. Gerne können Sie auch versuchen, gleichmäßig sanft ein- und auszuatmen.
- Wenn Gedanken in Ihnen aufkommen, versuchen Sie nicht, sie zu kontrollieren oder gegen sie anzukämpfen (siehe auch Seite 39).

Um noch weiter zu entspannen, können Sie, nachdem Sie sich in die jeweilige Übungsposition begeben haben, eine (oder mehrere) der folgenden Ergänzungen ausführen:

- Entspannen Sie bewusst die Rückseite, dann die Vorderseite des Körpers. Gehen Sie dabei die einzelnen Körperabschnitte langsam nacheinander durch (Kopf, Nacken, Schultern, Arme, Hüften, usw.).
- Halten Sie einen Augenblick inne und versuchen Sie, weit entfernte Klänge (beispielsweise aus dem Kosmos) wahrzunehmen, diese immer näher kommen zu lassen und dann »in Ihren Ohren abzulegen«. Lauschen Sie weit in die Ferne.
- Nehmen Sie sich einige Augenblicke Zeit, um sich tief zu verwurzeln. Dies ist ganz unabhängig von dem Untergrund, den Sie sich vorstellen. Lassen Sie gedanklich Wurzeln durch Ihre Fußsohle hindurch tief in die Erde wachsen. So schaffen Sie eine stabile Verbindung und werden mehr und mehr zu einer Einheit mit der Erde. Die Wurzeln können sich dabei sowohl tief in die Erde als auch weit in die Breite ziehen.
- Stellen Sie sich vor, Sie selbst würden sich weit in alle Richtungen ausdehnen. Sie können sich dies sowohl für einzelne Körperteile (wie beispielsweise die Brust oder die Füße) als auch für den gesamten Körper ausmalen. Stellen Sie sich vor, wie Sie immer und immer größer werden und über die Körpergrenzen hinaus bis in den Kosmos dehnen. Für einen stabileren Stand können Sie diese Imagination insbesondere für die Füße anwenden. Stellen Sie sich vor, wie Ihre Füße immer breiter

und breiter werden – ähnlich wie Entenfüße – und wie Sie dadurch großflächiger und stabiler auf dem Untergrund stehen.

- Stellen Sie sich vor, dass Sie sich in der Nähe eines Baches befinden. Lauschen Sie dem imaginär langsam und gleichmäßig fließenden Wasser. Auch können Sie sich beispielsweise vorstellen, sich in der Nähe eines Baumes zu befinden und zu lauschen, wie einzelne Wassertropfen aus seiner Krone zur Erde fallen. Machen Sie dies einige Minuten lang und versuchen Sie zu »hören«, wie es klingt, wenn ein Wassertropfen sich von einem Blatt löst, wie er klingt, wenn er durch die Luft nach unten fällt und wie er klingt, wenn er unten auftrifft und einsickert.
- Schließen Sie Ihre Augen und richten Sie Ihren Blick »nach innen«. Blicken Sie gedanklich in Ihren Bauchbereich und versuchen Sie, diese Vorstellung einige Minuten zu halten, während Sie sanft und gleichmäßig weiteratmen.
- Schließen Sie die Augen und nehmen Sie einige tiefe, langsame und gleichmäßige Atemzüge. Fühlen Sie dann (möglichst gleichmäßig) in Ihren Körper hinein. Anfangs können Sie sich auch auf einen beliebigen Körperbereich konzentrieren und die Aufmerksamkeit dann mit steigernder Übungspraxis auf den ganzen Körper ausweiten. Versuchen Sie, mehr und mehr Sensibilität für die Unterschiede innerhalb und außerhalb des Körpers zu entwickeln, während Sie stillstehen. Welcher Bereich fühlt sich im Vergleich zu anderen weich an, welcher kraftvoll? Welchen würden Sie als »leer« charakterisieren, welchen als voll? In welchen Bereichen sind Sie jetzt oder auch wiederkehrend entspannt? In welchen angespannt? Stellen Sie sich diese und ähnliche Fragen und versuchen Sie, so wenig Schlussfolgerungen oder Wertungen wie möglich einfließen zu lassen. Achten Sie auf die erste unmittelbare Wahrnehmung. So lernen Sie Ihren Körper (und damit seine Art, Erfahrungen zu speichern und auszudrücken) von Mal zu Mal tiefer und umfassender kennen.

Je stiller wir werden, desto mehr nehmen wir wahr. Dies gilt auch für die Hauptübungen, die im Folgenden beschrieben werden.

Ein Hinweis vorweg

Lesen Sie sich bitte das Kapitel *Grundlagen des Übens* (Seite 29) durch, bevor Sie mit dem Üben beginnen. Die darin erwähnten Prinzipien gelten für alle im Folgenden beschriebenen Übungsvarianten.
Allen Übungsvarianten ab Seite 61 liegt die im Folgenden beschriebene Übung Wuji Zhuang zugrunde. Bei allen Übungen sind die Visualisierungen gleich. Daher ist es notwendig, dass Sie diese Übung auf jeden Fall kennen. Eine Zusammenfassung der Übungsvarianten und -stufen finden Sie am Ende des Buches auf Seite 98.

Wuji Zhuang 無極樁

Stellen Sie sich in einen bequemen schulterbreiten Parallelstand, wie er auf Seite 31 beschrieben wurde. Die Zehen zeigen dabei vom Körper weg nach vorne.
Wuji Zhuang kann man als »natürliche Position« übersetzen: Bei dieser Übung dürfen Arme und Hände einfach locker neben dem Körper herunterhängen. Lassen Sie dabei die Handflächen zum Körper zeigen (siehe Abb. 1 auf Seite 66).

ERSTE ÜBUNGSSTUFE

Stellen Sie sich vor, Sie würden etwa brusttief im Meer stehen (alternativ können Sie sich natürlich auch einen See vorstellen). Gerne können Sie

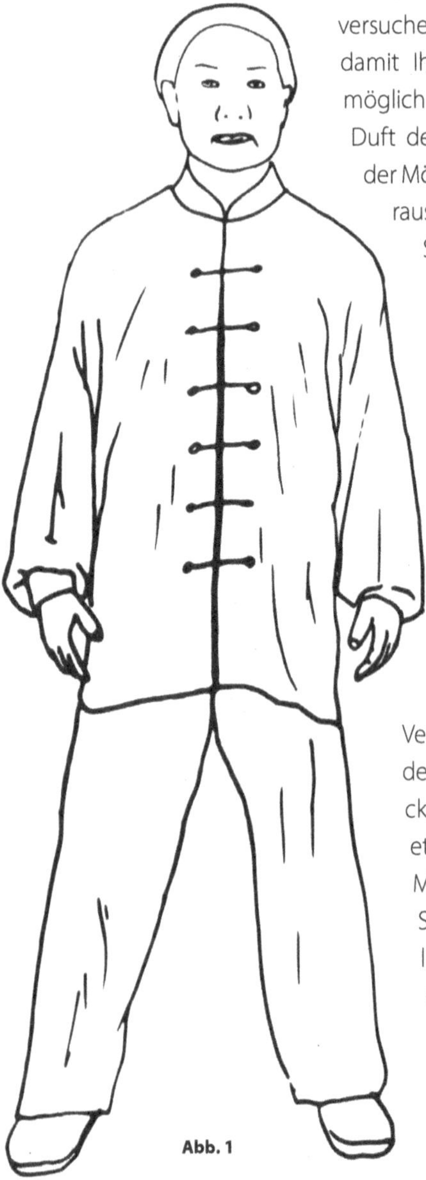

Abb. 1

versuchen, mehrere Sinne hinzuzunehmen, damit Ihr imaginäres Bild so intensiv wie möglich wird. Vielleicht können Sie sich den Duft der salzigen Meeresluft, den Gesang der Möwen oder das Lauschen des Meeresrauschens vergegenwärtigen.

Stellen Sie sich das Wasser tendenziell warm vor. Dies gilt insbesondere bei Verspannungen. Achten Sie auf einen stabilen Stand und versuchen Sie, die Verbindung Ihrer Fußsohlen mit dem Sand so klar wie möglich zu spüren. Ist die Vorstellung von Wasser oder Sand unangenehm für Sie, können Sie auch auf andere Bilder zurückgreifen, wie auf eine warme Windbrise oder einen warmen Waldboden.

Versuchen Sie, sich den Untergrund so deutlich wie möglich vorzustellen. Drücken Sie Ihre Fußsohlen gleichmäßig etwas nach unten, sodass sie einige Millimeter einsinken. Gerne können Sie sich an dieser Stelle auch zusätzlich vorstellen, dass Sie über die Fußsohle tief in der Erde oder dem Sand verwurzelt sind. Erlauben Sie den Wurzeln, sich in die Tiefe und in die Breite auszudehnen. Diese Vorstellung ist besonders dann hilfreich, wenn Sie zu Gleichgewichtsstörungen neigen oder sich ganz allgemein wenig »geerdet« fühlen.

Lassen Sie Ihren Geist so gut wie möglich zur Ruhe kommen und entspannen Sie Ihren Körper ebenfalls so gut wie möglich.

Stellen Sie sich nun vor, wie von vorne eine Meereswelle sanft auf Ihren Körper trifft. Lassen Sie sich von ihr sanft nach hinten drücken und dann wieder von dem imaginären Sog nach vorne ziehen, wenn sich das Wasser wieder zurück ins Meer zieht. Versuchen Sie, den Druck und den Sog, welcher beim tatsächlichen Stehen im Meer von den Wellen erzeugt werden würde, so deutlich wie möglich am ganzen Körper zu spüren.

Gerne können Sie dabei auch den Körper physisch mitbewegen. Achten Sie dabei auf Ihr Gleichgewicht. Gehen Sie ein wenig (!) in die Knie, wenn Sie sich von der imaginären Welle nach hinten drücken lassen, und krallen Sie sich sanft mit den Zehen in den Boden. Wenn Sie von der Sogwirkung der imaginären Welle wieder zurück nach vorne gezogen werden, richten Sie sich sanft auf und entspannen die Zehen wieder. Ihr Körper bewegt sich bei diesem Bewegungsabschnitt nach vorne und hebt sich gleichzeitig etwas nach oben. Analog bewegt er sich nach hinten und senkt sich, wenn Sie nach hinten gedrückt werden.

Für die einzelnen Übungsabschnitte können Sie sich entweder so viel Zeit lassen, wie es für Sie am angenehmsten ist, oder auch wie folgt vorgehen: Verlagern Sie sich über einen Zeitraum von etwa fünf Sekunden von vorne nach hinten, halten Sie dann fünf Sekunden inne. Verlagern Sie sich anschließend über einen Zeitraum von fünf Sekunden langsam von hinten nach vorne und halten dann erneut fünf Sekunden lang inne. Die Zeitspanne können Sie gerne individuell verändern, beispielsweise auf zehn oder 15 Sekunden (oder gar länger).

Ergänzungen zur ersten Übungsstufe nach einiger Übungspraxis

Während Sie die Füße nach unten drücken, drücken Sie zeitgleich den Kopf in einer geraden Linie nach oben. Sie können verschiedene Imaginationen als Hilfestellung hinzunehmen, so beispielsweise einen Obstkorb, den Sie auf dem Kopf tragen, oder einen Faden, mit dem Sie vom obersten Punkt des Kopfes aus mit dem Himmel verbunden sind.

Hilfreich finde ich auch die Vorstellung, dass eine Handfläche von oben auf dem Kopf aufliegt und einen sanften Druck ausübt. Gegen diese Handfläche drückt man den obersten Punkt des Kopfes und versucht, die Druckstärke während der Übung gleichmäßig beizubehalten – unabhängig davon, ob man stillsteht oder sich bewegt. Während man sich so aufrichtet und »nach oben wächst«, wird die Wirbelsäule innerlich sanft nach oben gezogen. Das unterstützt die Halswirbel und Bandscheiben.

So wie der Kopf nach oben drückt, sollten energetisch auch die Knie nach oben streben – natürlich imaginär und nicht tatsächlich. Stellen Sie sich hierzu Heliumballons vor, die Ihre Knie sanft und nur um wenige Millimeter gerade nach oben ziehen. Zeitgleich können Sie sich zwei Handflächen vorstellen, die jeweils von der Außenseite einen leichten Druck auf die Knie geben. Drücken Sie sanft nach außen gegen die imaginären Handflächen. Das funktioniert ähnlich, wie ich es gerade beim Drücken des Kopfes nach oben gegen eine Handfläche beschrieben habe. Auch dieser Impuls findet imaginär statt, sodass keine physische Bewegung stattfindet.

Die gleiche Vorstellung können Sie anschließend zusätzlich auch an den Ellenbogen anwenden. Besonders für die weiteren Positionen des Zhan Zhuang (beispielsweise Chengbao Zhuang, ab Seite 73) ist dies sehr empfehlenswert.

Während die Wirbelsäule innerlich in Gedanken sanft nach oben und damit etwas gestreckt wird, werden die Schultern gesenkt und dürfen der Schwerkraft nachgeben, so wie auch das Steißbein und alle Muskeln des Körpers.

Lehnen Sie sich nach hinten an eine imaginäre, aufgestellte Matratze. Dies kann dabei helfen, beim Üben nicht zu sehr ins Hohlkreuz zu gehen.

Behalten Sie die erwähnten Aspekte auch für die weiteren Übungsstufen bei, um die Wirbelsäule ausgerichtet zu halten.

Eine zusätzliche Vorstellung, die Sie nach einiger Übungspraxis bereits jetzt einbinden können, ist das Fühlen, wie das Wasser an den Beinen zieht und drückt. Diese Imagination wird sich nicht nur auf Ihre Beine positiv auswirken, sondern ebenso auf andere Körperbereiche. So sind beispielsweise Faszien an der Rückseite der Beine mit dem Bandapparat des unteren Rückens verbunden. Verspannungen in den Beinen können sich dadurch direkt ins Kreuz übertragen. Die folgende Ergänzung kann dabei unterstützen, diese zu lösen.

Wenn Sie von der imaginären Welle nach vorne gedrückt werden und Ihr Gewicht dabei nach vorne verlagern, spannen Sie Ihre Unterschenkel an. Entspannen Sie sie, sobald die (imaginäre oder tatsächlich physisch durchgeführte) Gewichtsverlagerung beendet ist. Wenn Sie Ihr Gewicht dann wieder nach hinten verlagern, spannen Sie sie während dieses Prozesses erneut an. Entspannen Sie sie am Ende der Gewichtsverlagerung. Wiederholen Sie den Vorgang mehrere Male. Anschließend können Sie diese Variante analog auch mit den Oberschenkeln durchführen.

Um die Arbeit mit den Beinen und Füßen noch zu vertiefen, können Sie mit der folgenden Vorstellung arbeiten: Wenn die imaginäre Welle von hinten auf Ihren Körper trifft und Sie sanft nach vorne schiebt, versuchen Sie den Druck des Wassers an der Vorderseite beider Oberschenkel so deutlich wie möglich zu spüren. Spüren Sie zugleich den Widerstand des Wassers, das sich hinter Ihnen befindet, an der Rückseite beider Unterschenkel. Wenn Sie sich anschließend nach hinten bewegen, spannen Sie die Rückseite der Oberschenkel sowie die Vorderseite der Unterschenkel an. Halten Sie zwischen den beiden Gewichtsverlagerungen kurz inne und entspannen Sie bewusst sowohl Ober- als auch Unterschenkel.

Hinweise

Falls Sie zu Lendenschmerzen neigen, können Sie zusätzlich die folgende Visualisierung in Ihre Übungspraxis einbauen. Stellen Sie sich vor, dass sich eine vertikal aufgerichtete Matratze hinter Ihnen befindet. Lehnen Sie sich sanft in diese Matratze und versuchen Sie, sie mit dem ganzen Rücken gleichmäßig nach hinten zu schieben, wenn Sie sich nach hinten verlagern. Bei der Gewichtsverteilung nach vorne können Sie die imaginäre Matratze jeweils unbeachtet lassen.

Wenn Sie einen Übungspartner haben oder jemanden, der Ihnen für einige Minuten zur Seite stehen kann, dann bitten Sie ihn, eine Hand auf Ihren Rücken (direkt gegenüber vom Bauchnabel) und die andere zwischen Ihre Schulterblätter zu legen. Wenn Sie sich nach hinten verlagern und in Gedanken die Matratze wegschieben, versuchen Sie, auf beide Hände Ihres Übungspartners gleichmäßig Druck auszuüben. Auch hier können Sie die Vorstellung bei der Verlagerung nach vorne unbeachtet lassen. Ihr Übungspartner sollte Ihnen während jeder Rückwärtsverlagerung eine Rückmeldung geben und Ihnen dabei helfen, dass nach und nach ein gleichmäßiger Druck auf seine beiden Hände ausgeübt wird.

Um Ihr Gleichgewicht und Ihre Stabilität zu stärken, können Sie zunächst die Vorstellung der Meereswellen ganz weglassen. Achten Sie auf die Prinzipien des richtigen Standes (Seite 31) und stellen Sie sich vor, Sie stünden auf einer Matratze oder auf einem Wasserbett. Versuchen Sie zu spüren, wie sich der imaginäre Untergrund bei jeder minimalen Gewichtsverlagerung mitbewegt. Richten Sie Ihre Aufmerksamkeit darauf, wie Sie dies bestmöglich ausbalancieren können, ohne Ihre Ausrichtung zu verlieren.

Übungsvariante bei Beschwerden und/oder Verletzungen

Falls Sie in einem Körperbereich eine Beschwerde, Erkrankung oder Verletzung haben, können Sie auf die folgende Übungsvariante zurückgreifen. Dies gilt unabhängig davon, ob ein konkretes Organ oder ein Gelenk oder Muskel betroffen ist.

In jedem Fall ist es jedoch ratsam, dass Sie bereits einige Erfahrung mit der ab Seite 65 beschriebenen ersten Übungsstufe gesammelt haben. Sie sollten das Meer und die Wellen schon als möglichst real empfinden. Versuchen Sie sich nun vorzustellen, Ihr Körper sei innen hohl und die Außenwände, die Hülle, sei so durchlässig wie ein feiner Samtstoff oder ein Teesieb (aus Stoff, nehmen Sie keinesfalls Metall in Ihre Vorstellung hinein). Stellen Sie sich Ihren Körper innen leer vor. Dies mag anfangs seltsam anmuten, dennoch sollten Sie versuchen, sich nicht auf einzelne Organe, Muskeln oder Gelenke zu konzentrieren.

Lassen Sie die Welle in Ihrer Vorstellung nun erneut von vorne kommen. Spüren Sie, wie das Wasser sanft auf der Vorderseite des Körpers auftrifft und dann durch den Körper hindurchfließt. Stellen Sie sich das Durchfließen als eine langsame, sanfte Bewegung in kleinen, behutsamen Wellen vor. Lassen Sie das imaginäre Wasser auf der Körperrückseite durch die durchlässige Hülle wieder austreten. Wenn sich die Welle dann wieder ins Meer zurückzieht, bewegt sich das Wasser auf dieselbe Art langsam und sanft von der Rückseite zur Vorderseite wieder durch Ihren Körper zurück. Wiederholen Sie diese Vorstellung einige Male. Abschließend können Sie die Welle von hinten kommen lassen, durch den Körper und dann wieder denselben Weg zurückströmen lassen. Achten Sie weiterhin auf das Gefühl von Druck und Sog.

Beachten Sie, sich nicht zu sehr in die Übung »fallen zu lassen«. Es sollte immer ein notwendiger Grad an Aufmerksamkeit und Wachheit bestehen bleiben. Dies gilt insbesondere für Übende, die zu Gleichgewichtsstörungen neigen. In diesem Fall ist es ratsam, die Augen entweder einen kleinen Spalt offen zu lassen oder sie während der Übungsdurchführung mehrfach kurz zu öffnen. Wenn Ihnen die Vorstellung mit Wasser unangenehm ist, können Sie auch auf die Vorstellung einer warmen Windbrise zurückgreifen. Führen Sie in dem Fall die oben beschriebene Übung analog mit Wind durch und versuchen Sie, die warme Brise, die durch Ihren Körper weht, so deutlich wie möglich zu spüren.

ZWEITE ÜBUNGSSTUFE

Wenn Sie die erste Übungsstufe einige Zeit ausgeführt haben, können Sie zur zweiten Stufe übergehen. Bewegen Sie den Körper weiterhin in jede

Bewegungsrichtung (vorne-hinten) einige Zentimeter mit. Richten Sie Ihre Aufmerksamkeit aber zusätzlich darauf, wie sich die beteiligten Muskeln leicht anspannen, während Sie nach hinten gedrückt werden. Entspannen Sie in der Endposition und spüren Sie die erneute leichte Spannung, wenn Sie vom Sog des imaginären Wassers sanft nach vorne gezogen werden. Entspannen Sie auch hier in der Endposition, bevor die nächste imaginäre Welle Sie wieder nach hinten drückt.

Mit steigender Übungspraxis können Sie versuchen, die Muskeln immer genauer wahrzunehmen. Achten Sie jedoch darauf, dass die Beobachtung der Muskelan- und -entspannung nicht dazu führt, dass die Verstandesebene zu sehr in den Vordergrund tritt. Bleiben Sie, so gut es geht, bei der reinen Kenntnisnahme, ohne das Wahrgenommene zu bewerten oder einzuordnen.

DRITTE ÜBUNGSSTUFE

Wenn Sie die Übung wie zuvor beschrieben einige Zeit ausgeführt haben, können Sie nun beginnen, in der dritten Stufe weitere Imaginationen einzubauen. Stellen Sie sich nun eine elastische Feder zwischen Ihren Knien vor, die Sie sanft, jedoch merklich auseinanderziehen, wenn sich Ihr Körper nach hinten verlagert (zeitgleich sollte er sich auch etwas senken) und zusammendrücken, wenn sich Ihr Körper nach vorne verlagert (und sich zeitgleich etwas aufrichtet).

Wiederholen Sie die imaginären Wellengänge mehrere Male. Wichtig in dieser Stufe ist es, dass Sie nicht nur den Druck und Sog des Wassers an Oberkörper, Hüfte, Armen, Ober- und Unterschenkeln spüren, sondern gleichzeitig die imaginäre Feder zwischen Ihren Knien auseinanderziehen und zusammendrücken. Achten Sie auch hier darauf, sich nach jeder Bewegung (vorne, hinten) des Körpers kurz zu entspannen, bevor Sie sich wieder in die entgegengesetzte Richtung bewegen. Das Vorstellen einer Feder zwischen den Knien wird Ihnen zu mehr Stabilität während der Übung und auch im Alltag verhelfen und stärkt außerdem Ihre Beine.

Wenn es Ihnen leichter fällt, können Sie sich anfangs allein auf die Feder und Ihre Knie konzentrieren. Versuchen Sie jedoch nach und nach, zugleich auch die Meereswellen sowie deren Druck und Sog zu spüren.

VIERTE ÜBUNGSSTUFE

Wenn Sie mit der dritten Übungsstufe einige Übungspraxis gewonnen haben, können Sie weitere imaginäre Federn in die Übung einbauen. So können Sie sich beispielsweise eine Feder zwischen den Knöcheln vorstellen, wobei sich die Knöchel natürlich weniger mitbewegen können als Knie und Ellenbogen. Ziehen Sie sie sanft und nur sehr wenig (!) auseinander, wenn Sie sich nach hinten verlagern, und drücken Sie sie sanft zusammen, wenn Sie wieder nach vorne wechseln.
Gerne können Sie sich für einige Wochen nur auf die Knöchelfeder konzentrieren und dann anschließend Knie- und Knöchelfeder zusammen in Ihre Übungspraxis einbauen.

FÜNFTE ÜBUNGSSTUFE

In der fünften Stufe führen Sie die Übung wie beschrieben durch, lassen jedoch die physische Bewegung immer kleiner werden, sodass sie im Grunde nicht mehr vorhanden ist. Die Bewegung sollte derart minimal werden, dass sie lediglich imaginär stattfindet. Aus energetischer Sicht verlagert sie sich auf diese Weise ins Innere des Körpers. Dies wird Ihren Körper darin unterstützen, innere Kraft zu entwickeln sowie diese zu stärken.

Chengbao Zhuang 撑抱樁

Stellen Sie sich in einen bequemen schulterbreiten Parallelstand, wie er auf Seite 31 beschrieben wurde. Die Zehen zeigen dabei vom Körper weg nach vorne.

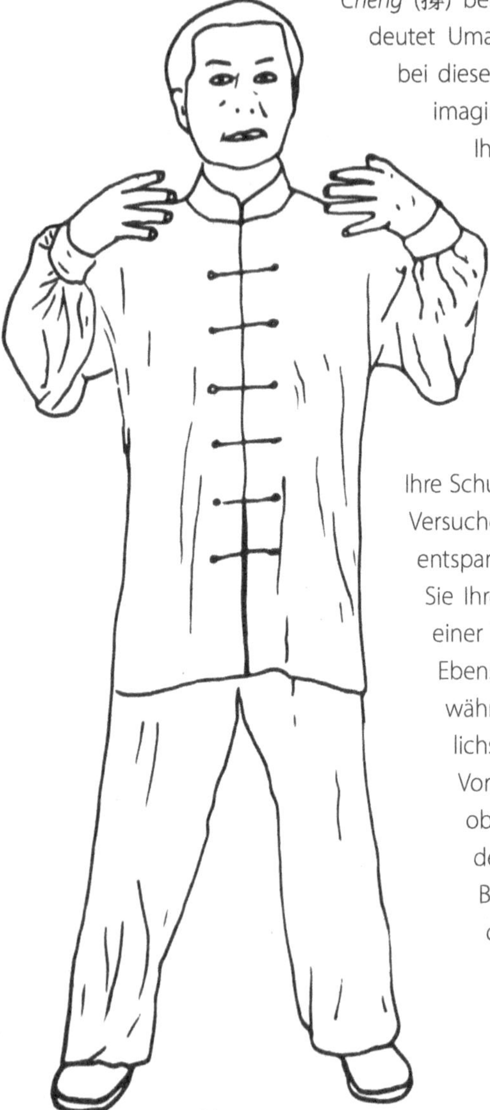

Abb. 2

Cheng (撑) bedeutet Dehnen, *Bao* (抱) bedeutet Umarmen. Umarmen können Sie bei dieser Übung beispielsweise einen imaginären Baum, welcher sich vor Ihnen befindet. Ebenso können Sie auf Brusthöhe einen fiktiven Heliumballon vor sich halten. Was Sie sich vorstellen, bleibt Ihnen überlassen und darf ohne Weiteres auch während der Übung geändert werden.

Wichtig ist jedoch, dass Sie Ihre Schultern nicht nach oben ziehen. Versuchen Sie sich vorzustellen, wie entspannt Ihre Schultern wären, wenn Sie Ihre Arme in dieser Position auf einer Tischplatte absetzen würden. Ebenso entspannt sollten Sie auch während der Übung sein und möglichst durchgehend bleiben. Die Vorstellung des von selbst nach oben strebenden Heliumballons, der die Arme trägt, oder des Baumstamms, welcher ebenfalls dafür sorgt, dass nur wenig Kraft eingesetzt werden muss, kann dabei hilfreich sein. Es gilt der Merkspruch: So entspannt wie möglich, so gespannt wie nötig.

Je geringer der Krafteinsatz im Laufe der Übungspraxis wird, desto länger werden Sie ohne Anstrengung in der Position verharren können.
Versuchen Sie, den imaginären Baumstamm oder Ballon so deutlich wie möglich an den Arminnenseiten, der Brust, den Handflächen und den einzelnen Fingern wahrzunehmen. Anfangs können Sie sich gerne lediglich auf einen Körperbereich konzentrieren (beispielsweise nur die Unterarme). Nehmen Sie dann nach und nach die anderen Bereiche in Ihre Vorstellung mit hinein.
Führen Sie für die weitere Übung des Chengbao Zhuang die ab Seite 65 beschriebenen Übungsstufen in der oben dargestellten Position durch (siehe Abb. 2). Arbeiten Sie zusätzlich zu den bereits verwendeten Imaginationen mit der Vorstellung eines imaginären Balls oder Heliumballons. Arme und Hände berühren den Oberkörper bei dieser Übung nicht.
Die Handflächen sollten während der gesamten Übung zum Körper gerichtet sein, die Fingerspitzen zueinander. Die Finger selbst sollten nicht aneinander anliegen. Hierzu können Sie die zusätzliche Vorstellung von Wattebäuschchen einbauen, welche sich in Ihren Fingerzwischenräumen befinden. Versuchen Sie, die Bäuschchen während der Übung durchgehend zu spüren und sie gedanklich »festzuhalten«.

ERGÄNZUNG ZU ALLEN ÜBUNGSSTUFEN

Stellen Sie sich vor, Sie stünden in einem brusttiefen, warmen Meer. Vor Ihrer Brust umarmen Sie einen Ball, welcher auf der Wasseroberfläche schwimmt.
Wenn eine Welle sanft von hinten auf Ihren Körper trifft, werden Sie sanft nach vorne geschoben und richten sich dabei etwas auf. Ihre Arme und Handflächen gleiten mit der imaginären Welle ebenfalls sanft nach vorne vom Körper weg und lassen den imaginären Ball dabei ein wenig los (ohne jedoch den Hautkontakt zu verlieren).
Wenn die Welle sich wieder ins Meer zurückzieht, werden Sie sanft nach hinten mitgezogen. Versuchen Sie den dabei entstehenden Sog so deut-

lich wie möglich wahrzunehmen, wobei Sie sich physisch kaum bewegen. Die Handflächen drücken den imaginären Ball dabei gleichmäßig sanft auf Ihren Brustbereich.

Führen Sie die Übung anschließend so durch, dass die jeweilige imaginäre Welle von vorne auf Ihren Körper trifft. Während Sie gedanklich nach hinten geschoben werden und sich sanft nach hinten verlagern, wird der imaginäre Ball gedanklich nicht mehr aktiv festgehalten. Stellen Sie sich dazu vor, wie die Situation in der Realität aussähe – wenn Sie und der Ball nach hinten gedrückt werden, ist es nicht mehr nötig, ihn festzuhalten. Die Wahrscheinlichkeit, dass Sie ihn verlieren, ist nicht sehr groß, solange Sie ihn weiterhin auf sanfte Weise umarmen.

Wenn sich das imaginäre Wasser wieder ins weite Meer zurückzieht, wird Ihr Körper sanft nach vorne gezogen. Dabei richten Sie sich ein klein wenig auf und drücken den imaginären Ball sanft auf Ihren Oberkörper. Stellen Sie sich den Sog des Wassers vor und wie Sie auf sanfte Weise versuchen, den Ball zu halten, sodass er Ihnen nicht aus den Händen gleitet.

ERGÄNZUNG ZWISCHEN VIERTER UND FÜNFTER ÜBUNGSSTUFE

Wenn Sie die Übung wie oben beschrieben in den ersten vier Übungsstufen durchgeführt haben, können Sie nach einiger Übungspraxis die Übung wie folgt erweitern:

Stellen Sie sich zusätzlich zu den Knie- und Knöchelfedern jeweils eine elastische Feder zwischen den Ellenbogen sowie zwischen den Handgelenken vor. Sie können, wenn Sie möchten, mit einer beliebigen Feder beginnen und, sobald Sie sich sicher fühlen, die zweite hinzufügen.

Darauf aufbauend können Sie später auch Federn zwischen die jeweils korrespondierenden Finger hinzufügen. Beginnen Sie hierzu mit einem beliebigen Finger, beispielsweise mit dem Zeigerfinger der linken und rechten Hand. Stellen Sie sich vor, dass sich zwischen den beiden Zeigefingerspitzen eine Feder befindet. Anschließend können Sie ein anderes

Fingerpaar in die Übung einbinden und zuletzt alle Finger gleichzeitig mit imaginären Federn ausstatten.

Auf diese Weise ergänzen Sie nach und nach immer mehr zusätzliche Federn, bis Sie am Ende je eine Knie-, Knöchel-, Ellenbogen-, Handgelenk- sowie fünf Fingerfedern in Ihre Übungspraxis integriert haben. Setzen Sie sich nicht unter Druck – dieser Prozess kann und darf einige Wochen oder Monate in Anspruch nehmen.

Wenn Sie Ihr Gewicht nach vorne verlagern, drücken Sie alle Federn zusammen. Versuchen Sie, den hierzu eingesetzten Krafteinsatz zu spüren, und spannen Sie dabei Gelenke und Fingerspitzen an (wenn auch anfangs »nur« gedanklich), um den erforderlichen imaginären Druck zu erzeugen. Entspannen Sie sich, sobald die Gewichtsverlagerung beendet ist, und ziehen Sie die imaginären Federn sanft auseinander, während Sie sich nach hinten verlagern.

Entspannen Sie sich auch hier, sobald die minimale Bewegung (physisch oder lediglich gedanklich) beendet ist, und beginnen Sie den Ablauf erneut.

Tuobao Zhuang 托抱樁

Stellen Sie sich in einen bequemen schulterbreiten Parallelstand, wie er auf Seite 31 beschrieben wurde. Die Zehen zeigen dabei nach vorne vom Körper weg.

Tuo (托) steht für Tragen, *Bao* (抱) bedeutet Umarmen. Bei dieser Übungsvariante befinden sich die Arme ebenfalls halbkreisförmig vor dem Oberkörper, allerdings diesmal mit den Händen vor dem Unterbauch. Die Handflächen sind nach oben gerichtet, die Fingerspitzen zeigen dabei zueinander. Lassen Sie einen Abstand von etwa zwei Handbreit zwischen den Händen. Arme und Hände berühren den Oberkörper nicht.

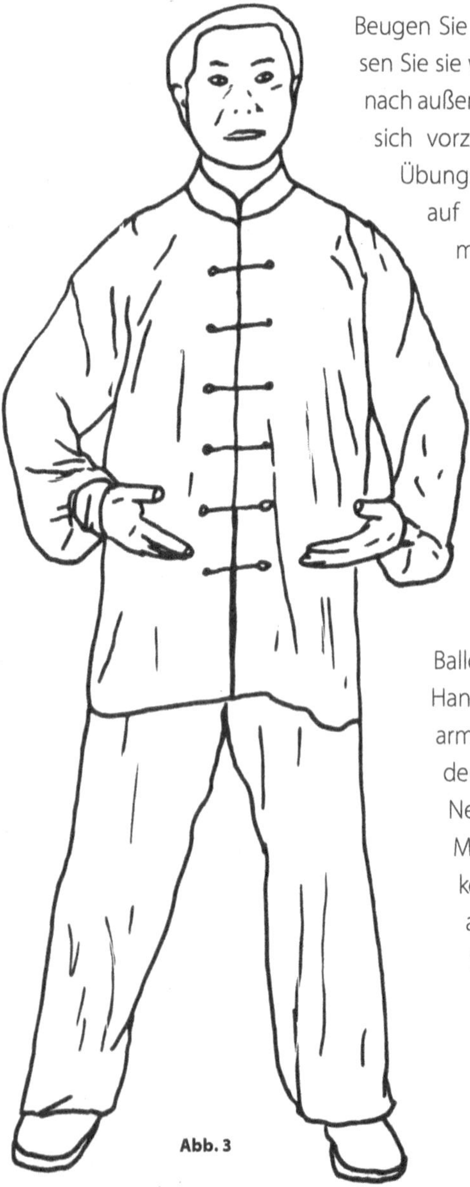

Abb. 3

Beugen Sie die Ellenbogen leicht und lassen Sie sie während der gesamten Übung nach außen streben. Hilfreich kann es sein, sich vorzustellen, dass ein imaginärer Übungspartner seine Hände seitlich auf die Ellenbogen auflegt und man während der Übung einen sanften und gleichmäßigen Druck auf seine Handflächen beibehält.

Stellen Sie sich vor, Sie hielten einen großen Ball in den Händen. Lassen Sie Ihre Schultern so entspannt wie möglich nach unten absinken. Versuchen Sie, den Kontakt zwischen der Balloberfläche und Ihren Fingern, Handflächen, Unter- und Oberarmen sowie dem Oberkörper so deutlich wie möglich zu spüren. Nehmen Sie sich gerne einige Minuten Zeit und lassen Sie sich keinesfalls entmutigen, wenn es anfangs nicht sofort gelingt.

Führen Sie für die Übung Tuobao Zhuang die ab Seite 65 beschriebenen Übungsstufen in der oben dargestellten Position (siehe Abb. 3) durch.

ERGÄNZUNG ZUR ERSTEN ÜBUNGSSTUFE

Führen Sie die auf Seite 65 beschriebene erste Übungsstufe zuerst so durch, wie dort beschrieben – allerdings mit der Handhaltung des Tuobao Zhuang. Nach einiger Übungspraxis ergänzen Sie die Übung wie folgt: Wenn Sie Ihr Gewicht nach vorne verlagern, heben Sie den imaginären Ball gleichmäßig mit beiden Handflächen gerade nach oben. Wenn Sie sich nach hinten verlagern, lassen Sie ihn gleichmäßig sinken.

ERGÄNZUNG ZUR ZWEITEN ÜBUNGSSTUFE

Spannen Sie Ihre Hände und Beine an, wenn Sie Ihr Gewicht nach vorne verlagern. Heben Sie dabei den imaginären Ball sowohl nach oben als auch leicht nach vorne. Halten Sie nach der Gewichtsverlagerung kurz inne und entspannen Sie die beteiligten Muskeln, ohne Ihre Handhaltung zu verändern. Verlagern Sie anschließend Ihr Gewicht nach hinten und spannen dabei Hände und Beine erneut an. Senken Sie den Ball dabei und ziehen Sie ihn zeitgleich ein kleines Stück nach hinten. Halten Sie auch hier wieder inne, sobald Sie die Endposition erreicht haben, und entspannen Sie sich für einige Augenblicke, bevor Sie den Durchgang erneut beginnen und mehrere Male ausführen.

ERGÄNZUNGEN ZWISCHEN VIERTER UND FÜNFTER ÜBUNGSSTUFE

Wenn Sie die Übung wie oben beschrieben in den ersten vier Übungsstufen durchgeführt haben, können Sie nach einiger Übungspraxis die Übung wie folgt erweitern:
Stellen Sie sich zusätzlich zu den Knie- und Knöchelfedern jeweils eine elastische Feder zwischen den Ellenbogen sowie zwischen den Handgelenken vor. Sie können, wenn Sie möchten, mit einer beliebigen Feder beginnen und, sobald Sie sich sicher fühlen, die zweite hinzufügen.
Darauf aufbauend können Sie später auch Federn zwischen die jeweils korrespondierenden Finger hinzufügen. Beginnen Sie hierzu mit einem

beliebigen Finger, beispielsweise mit dem Zeigerfinger der linken und rechten Hand. Stellen Sie sich vor, dass sich zwischen den beiden Zeigefingerspitzen eine Feder befindet. Anschließend können Sie ein anderes Fingerpaar in die Übung einbinden und zuletzt alle Finger gleichzeitig mit imaginären Federn ausstatten.

Auf diese Weise ergänzen Sie nach und nach immer mehr zusätzliche Federn, bis Sie am Ende je eine Knie-, Knöchel-, Ellenbogen-, Handgelenk- sowie fünf Fingerfedern in Ihre Übungspraxis integriert haben. Setzen Sie sich nicht unter Druck – dieser Prozess kann und darf einige Wochen oder Monate in Anspruch nehmen.

Wenn Sie Ihr Gewicht nach vorne verlagern, drücken Sie alle Federn zusammen. Versuchen Sie, den hierzu eingesetzten Krafteinsatz zu spüren, und spannen Sie dabei Gelenke und Fingerspitzen an, um den erforderlichen imaginären Druck zu erzeugen. Entspannen Sie sich, sobald die Gewichtsverlagerung beendet ist, und ziehen Sie die imaginären Federn sanft auseinander, während Sie sich nach hinten verlagern.

Entspannen Sie sich auch hier, sobald die minimale Bewegung (physisch oder lediglich gedanklich) beendet ist, und beginnen den Ablauf erneut.

Fu'an Zhuang 扶按樁

Stellen Sie sich in einen bequemen schulterbreiten Parallelstand, wie er auf Seite 31 beschrieben wurde. Die Zehen zeigen dabei nach vorne vom Körper weg.

Fu (扶) bedeutet Berühren, *An* (按) bedeutet Drücken. Stellen Sie sich vor, Sie stünden etwa brusttief im Meer (alternativ können Sie sich natürlich auch einen See vorstellen). Gerne können Sie versuchen, mehrere Sinne hinzuzunehmen, damit Ihr imaginäres Bild so intensiv und lebhaft wie möglich wird.

Stellen Sie sich etwa auf Brusthöhe ein Holzbrett (oder einen anderen beliebigen Gegenstand) vor, welches auf dem Wasser aufliegt. Legen Sie Ihre Hände auf das imaginäre Brett (siehe Abb. 4), wobei Ihre Finger nach vorne vom Körper weg und Ihre Handflächen nach unten zeigen. Die Handgelenke sind etwas nach außen gedreht. Die Hände sollten sich ein wenig oberhalb der Ellenbogen befinden, einen Abstand von etwa einer Unterarmlänge zum Oberkörper haben sowie etwa drei Handbreit voneinander entfernt sein.

Alternativ können Sie sich den imaginären Wasserstand auch etwas tiefer sowie das imaginäre Brett auf Bauchhöhe vorstellen, wenn Sie das Gefühl haben, dass Ihre Schultern dadurch entspannter sind beziehungsweise während der Übungsdurchführung so lockerer bleiben.

In beiden Fällen befinden sich die Arme auf die beschriebene Weise halbkreisförmig vor dem Oberkörper – entweder auf Brust- oder auf Bauchhöhe.

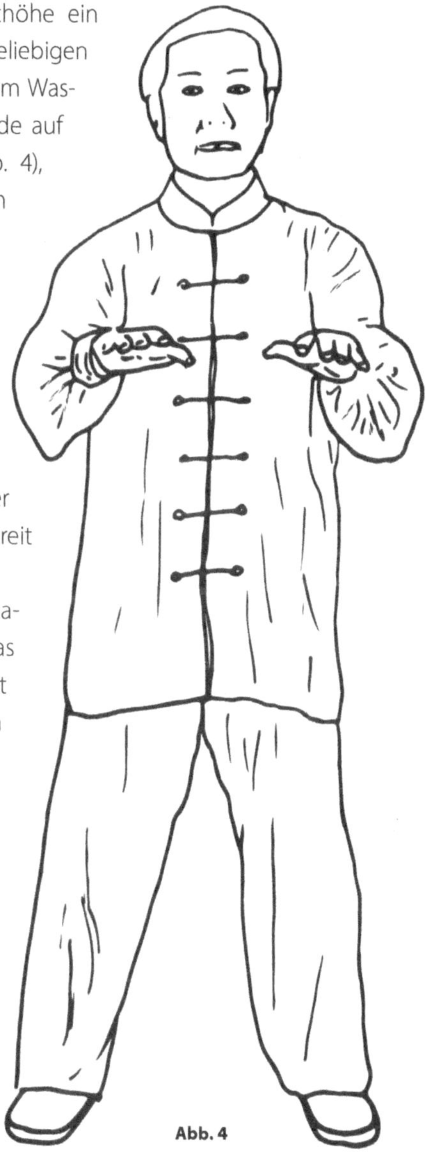

Abb. 4

Versuchen Sie, Ihre Schultern so gut wie möglich zu entspannen und hierzu das Bild zu Hilfe zu nehmen, dass Ihre Hände und Arme ganz entspannt auf dem imaginären Brett aufliegen. Wäre die Unterlage real, könnten Sie Hände und Arme ohne jegliche Anstrengung einfach der Schwerkraft überlassen. Dieser Situation versuchen wir uns während der Übung so gut wie möglich anzunähern.
Führen Sie für die weitere Übung des Fu'an Zhuang die ab Seite 65 beschriebenen Übungsstufen in der oben dargestellten Position (siehe Abb. 4) durch.

ERGÄNZUNGEN ZUR ERSTEN ÜBUNGSSTUFE

Stellen Sie sich zusätzlich vor, wie von vorne eine Meereswelle sanft auf Ihren Körper trifft. Lassen Sie sich von ihr sanft nach hinten drücken und dann von dem imaginären Sog wieder nach vorne ziehen, wenn sich das Wasser wieder ins Meer zurückzieht. Versuchen Sie, den Druck und den Sog, welcher beim tatsächlichen Stehen im Meer von den Wellen erzeugt würde, so deutlich wie möglich am ganzen Körper zu spüren.
Gerne können Sie dabei auch Ihren Körper physisch mitbewegen. Achten Sie dabei auf Ihr Gleichgewicht. Gehen Sie ein wenig (!) in die Knie, wenn Sie sich von der imaginären Welle nach hinten drücken lassen. Krallen Sie sich dabei sanft mit den Zehen in den Boden, wenn Sie möchten. Wenn Sie von der Sogwirkung der imaginären Welle wieder zurück nach vorne gezogen werden, richten Sie sich sanft auf. Ihr Körper bewegt sich somit gleichzeitig sowohl nach vorne als auch etwas nach oben.
Stellen Sie sich zusätzlich Saugnäpfe an den Handflächen vor, mit denen Ihre Hände mit den imaginären Brettern verbunden sind. Wenn Sie Ihr Gewicht nach hinten verlagern, ziehen Sie die Bretter mithilfe der imaginären Saugnäpfe an den Handflächen sanft nach hinten. Wenn Sie sich nach vorne verlagern, schieben Sie die imaginären Bretter nach vorne vom Körper weg. Bewegen Sie den Körper dabei gleichmäßig als Einheit und spüren Sie Ihre Arme als eine Verlängerung des gesamten Körpers.

Nach einiger Übungspraxis können Sie die Übung außerdem wie folgt ergänzen: Bei der Gewichtsverlagerung nach hinten ziehen Sie das Brett sowohl nach hinten als auch etwas nach oben. Bei der Gewichtsverlagerung nach vorne schieben Sie das Brett nach vorne und drücken es zeitgleich gedanklich etwas nach unten in das imaginäre Wasser, dem es aufliegt. Spüren Sie den dabei entstehenden Widerstand so deutlich wie möglich. Führen Sie die jeweiligen Bewegungen gerne langsam aus, um Ihre Wahrnehmung für die dabei stattfindenden Prozesse mehr und mehr zu schulen.

ERGÄNZUNGEN ZWISCHEN VIERTER UND FÜNFTER ÜBUNGSSTUFE

Wenn Sie die Übung wie oben beschrieben in den ersten vier Übungsstufen durchgeführt haben, können Sie nach einiger Übungspraxis die Übung wie folgt erweitern:
Stellen Sie sich zusätzlich zu den Knie- und Knöchelfedern jeweils eine elastische Feder zwischen den Ellenbogen sowie zwischen den Handgelenken vor. Sie können, wenn Sie möchten, mit einer beliebigen Feder beginnen und, sobald Sie sich sicher fühlen, die zweite hinzufügen.
Darauf aufbauend können Sie später auch jeweils eine Feder zwischen Ihren einzelnen Fingern und einem vor sich befindenden Objekt (beispielsweise eine Wand oder eine Hecke) hinzufügen.
Auf diese Weise ergänzen Sie nach und nach immer mehr zusätzliche Federn, bis Sie am Ende je eine Knie-, Knöchel-, Ellenbogen-, Handgelenk- sowie zehn Fingerfedern in Ihre Übungspraxis integriert haben. Setzen Sie sich nicht unter Druck – dieser Prozess kann und darf einige Wochen oder Monate in Anspruch nehmen.
Wenn Sie Ihr Gewicht nach vorne verlagern, drücken Sie alle Federn zusammen. Versuchen Sie, den hierzu eingesetzten Krafteinsatz zu spüren, und spannen Sie dabei Gelenke und Fingerspitzen an, um den erforderlichen imaginären Druck zu erzeugen. Entspannen Sie sich, sobald die

Gewichtsverlagerung beendet ist, und ziehen Sie die imaginären Federn sanft auseinander, während Sie sich nach hinten verlagern.

Die Ellenbogen und Handgelenke nähern sich aneinander an, wenn Sie sich nach vorne verlagern und das imaginäre Brett nach vorne vom Körper weg in das imaginäre Wasser drücken. Analog entfernen sie sich voneinander, wenn Sie sich nach hinten bewegen. (Vorsicht: Es handelt sich hier nur um eine wenige Zentimeter umfassende Bewegung).

Wenn Sie mit der Vorstellung eines vor Ihnen befindlichen Objekts arbeiten (zum Beispiel Hecke oder Wand), sollten die imaginären Federn an den Fingerspitzen gleichmäßig nach vorne in das Objekt gestaucht werden, wenn Sie Ihr Gewicht nach vorne verlagern. Ebenso gleichmäßig sollten Sie sie der Länge nach auf der horizontalen Ebene auseinanderziehen, wenn Sie sich nach hinten verlagern.

Entspannen Sie sich jeweils nach der Vorwärts- sowie nach der Rückwärtsbewegung, sobald sie (physisch oder lediglich gedanklich) beendet ist. Danach beginnen Sie den Ablauf erneut.

Ticha Zhuang 提插樁

Stellen Sie sich in einen bequemen schulterbreiten Parallelstand, wie er auf Seite 31 beschrieben wurde. Die Zehen zeigen dabei nach vorne vom Körper weg.

Ti (提) bedeutet Ziehen, *Cha* (插) Stechen. Bringen Sie Ihre Arme wie in Abbildung 5 gezeigt so neben Ihren Körper, dass ein Hohlraum in den Achselhöhlen bleibt. Achten Sie darauf, diesen Hohlraum während der gesamten Übungsdauer beizubehalten. Hilfreich kann es sein, sich kleine Bälle oder einen beliebigen anderen Gegenstand in diesem Bereich vorzustellen. Die Arme befinden sich seitlich neben dem Körper, sind jedoch etwas nach oben angehoben.

Die Finger zeigen zu Boden und liegen nicht (!) aneinander an. Arme und Hände berühren den Oberkörper nicht.
Führen Sie für die Übung des Ticha Zhuang die ab Seite 65 beschriebenen Übungsstufen in der oben dargestellten Position (siehe Abb. 5) durch.
Bei dieser Übung sollten Sie jedoch in Ihrer Vorstellung lediglich bis etwa Bauchnabelhöhe im Meer stehen.
Wenn Sie sich aufgrund der imaginären Wellenbewegung nach vorne verlagern und sich Ihr Körper leicht hebt, ziehen Sie auch Ihre Finger sanft ein wenig nach oben. Es handelt sich hierbei jedoch nur um eine minimale physische Bewegung, die gerne auch nur in Gedanken durchgeführt werden kann. Achten Sie darauf, bei einer physischen Bewegung diese wirklich nur von den Fingern ausgehen zu lassen. Die Arme oder Schultern bewegen sich lediglich minimal und nur aufgrund der Bewegung der Hände – keinesfalls geht die Bewegung

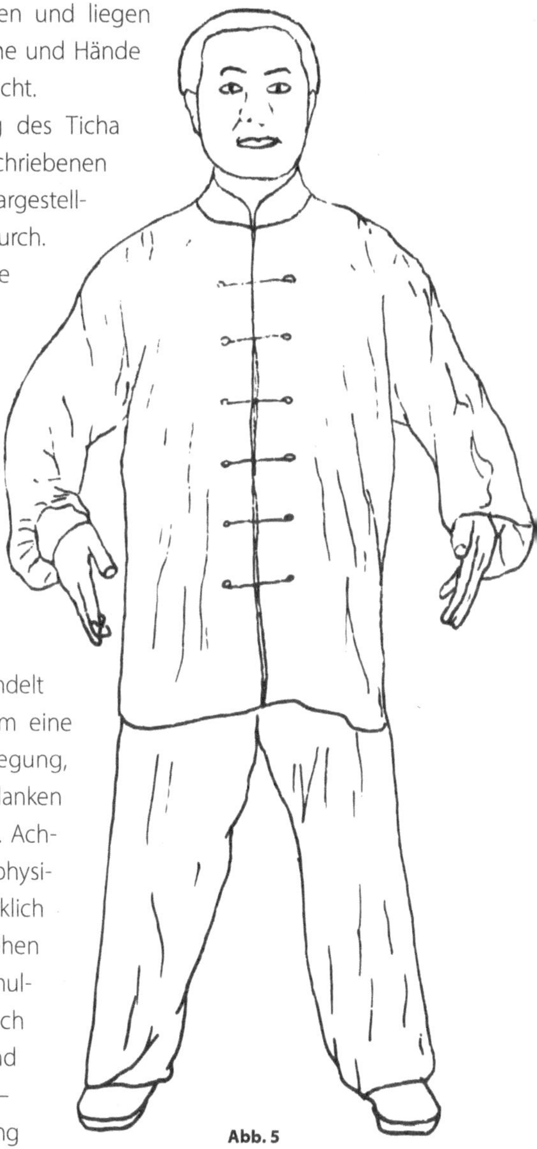

Abb. 5

oder gar Kraft von den Armen oder Schultern aus. Dies kann am Anfang schwierig sein, da den Fingern gewöhnlich wenig Achtsamkeit geschenkt wird. Konzentrieren Sie sich bei der Bewegung jedoch so gut wie möglich allein auf Ihre Finger, während Sie den gesamten Körper als eine Einheit nach vorne bewegen. Wenn Sie sich nach hinten verlagern, schieben Sie alle Finger sanft nach unten Richtung Erde. Achten Sie auch hier darauf, dass Ihre Finger die Bewegung einleiten.

Stellen Sie sich nun zusätzlich vor, dass sich Ihre Hände bis zum Handgelenk zusätzlich in etwas Dickflüssigem befinden, beispielsweise in Schlamm oder Honig. Dies mag anfangs seltsam anmuten, aber der Vorstellungskraft sind beim Üben keine Grenzen gesetzt. Ziehen Sie die Finger sanft nach oben aus dem imaginären Schlamm, wenn Sie Ihr Gewicht nach vorne verlagern, und schieben Sie sie sanft, jedoch entschlossen nach unten Richtung Erde, während Sie sich nach hinten verlagern.

Versuchen Sie so deutlich wie möglich zu spüren, wie Sie mit den Fingerspitzen in das dickflüssige Material eintauchen und gegen dessen Widerstand Druck ausüben, während Sie weiterhin so entspannt wie möglich bleiben. Versuchen Sie, den Schlamm oder Honig auch in den Fingerzwischenräumen zu spüren. Sie verdrängen das Material, wenn Sie die Hände nach unten schieben, und Sie spüren, wie die Hände festgehalten werden, wenn Sie sie gegen den imaginären Widerstand nach oben ziehen.

ERGÄNZUNG ZWISCHEN VIERTER UND FÜNFTER ÜBUNGSSTUFE

Stellen Sie sich zusätzlich zu den Knie- und Knöchelfedern jeweils eine elastische Feder zwischen den Ellenbogen sowie zwischen den Handgelenken vor. Sie können, wenn Sie möchten, mit einer beliebigen Feder beginnen und, sobald Sie sich sicher fühlen, die zweite hinzufügen.

Auf diese Weise ergänzen Sie nach und nach immer wieder eine Feder, bis Sie am Ende je eine Knie-, Knöchel-, Ellenbogen- und Handgelenkfeder in

Ihre Übungspraxis integriert haben. Setzen Sie sich nicht unter Druck – dieser Prozess kann und darf einige Wochen oder Monate in Anspruch nehmen.

Zusätzlich können Sie auch jeden einzelnen Ihrer zehn Finger mit einer imaginären Feder mit der Erde verbinden und mit diesem Bild die Vorstellung ersetzen, dass sich Ihre Hände in Schlamm oder Honig bewegen.

Wenn Sie Ihr Gewicht nach vorne verlagern, drücken Sie alle Federn zusammen. Versuchen Sie, den hierzu eingesetzten Krafteinsatz zu spüren, und spannen Sie dabei Gelenke und Fingerspitzen an, um den erforderlichen imaginären Druck zu erzeugen. Entspannen Sie sich, sobald die Gewichtsverlagerung beendet ist, und ziehen Sie die imaginären Federn sanft auseinander, während Sie sich nach hinten verlagern.

Entspannen Sie sich auch hier, sobald die minimale Bewegung (physisch oder lediglich gedanklich) beendet ist, und beginnen Sie den Ablauf erneut.

Im weiteren Übungsverlauf können Sie eine zusätzliche Komponente einbauen: Ziehen und drücken Sie die Federn nicht nur in der vertikalen Achse nach oben und unten, sondern schieben und ziehen Sie sie zeitgleich auch horizontal aus- beziehungsweise zueinander.

Wenn Sie Ihr Gewicht nach vorne verlagern, werden die einzelnen Federn also sowohl etwas nach oben gezogen als auch nach vorne und nach innen gedrückt. Halten Sie am Ende der Bewegung kurz inne und entspannen Sie alle Körperbereiche, ohne die Position zu verändern.

Wenn Sie Ihr Gewicht anschließend nach hinten verlagern, schieben Sie die imaginären Federn sowohl nach unten als auch ziehen sie etwas nach hinten und außen. Halten Sie am Ende der Bewegung erneut kurz inne und entspannen Sie wiederum alle Körperbereiche, ohne die Position zu verändern.

Auch bei der hier beschriebenen Übungsvariante Ticha Zhuang gilt, dass die tatsächlich physisch durchgeführten Bewegungen mit fortlaufender Übungspraxis immer kleiner werden und als Konsequenz daraus die

Übung immer mehr nur im Geiste durchgeführt werden sollte. Auf diese Weise ist es möglich, dass sich die unterstützenden Energien im Körperinneren immer mehr und mehr intensivieren.

Xiuxi Zhuang 提插樁

Stellen Sie sich in einen bequemen schulterbreiten Parallelstand, wie er auf Seite 31 beschrieben wurde. Die Zehen zeigen dabei nach vorne vom Körper weg.

Xiuxi (休息) bedeutet Erholungspause und Ausruhen – und tatsächlich fühlt sich diese Übungsvariante wie eine kleine Ruhephase an, wenn man sie zu Anfang der Übungspraxis ausführt, beispielsweise nach der Übungsvariante Chengbao Zhuang (Seite 73).

Legen Sie Ihre Handrücken auf Hüfthöhe so auf der Körperrückseite ab, dass Ihre Finger nach hinten vom Körper weg zeigen. Dies bedeutet, dass sie etwas gehoben und eingeknickt werden. Variieren Sie die Höhe der Hände so, dass Ihre Schultern dabei möglichst entspannt sind.

In den Achselhöhlen sollte ein kleiner Hohlraum bleiben und über die gesamte Übungsdauer beibehalten werden. Hilfreich kann es sein, sich kleine Bälle oder einen anderen beliebigen Gegenstand in diesem Bereich vorzustellen. Die Arme berühren den Oberkörper nicht.

Führen Sie für die Übung des Xiuxi Zhuang die ab Seite 65 beschriebenen Übungsstufen in der oben dargestellten Position (siehe Abb. 6a und 6b) durch. Bei dieser Übungsvariante sollten Sie jedoch imaginär lediglich bis etwa zur Hüfthöhe im Meer stehen. Hinter Ihnen befindet sich bei dieser Übung eine Matratze, die auf der Wasseroberfläche aufliegt und die Sie mit Ihren Fingerspitzen halten. Versuchen Sie, den Kontakt zwischen den einzelnen Fingern und den Handflächen mit der imaginären Matratze so deutlich wie möglich zu spüren.

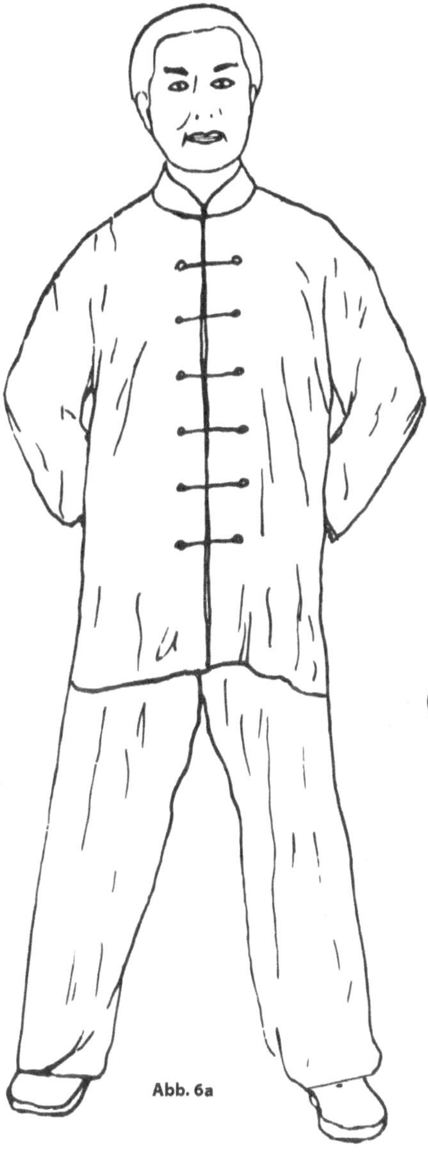

Abb. 6a

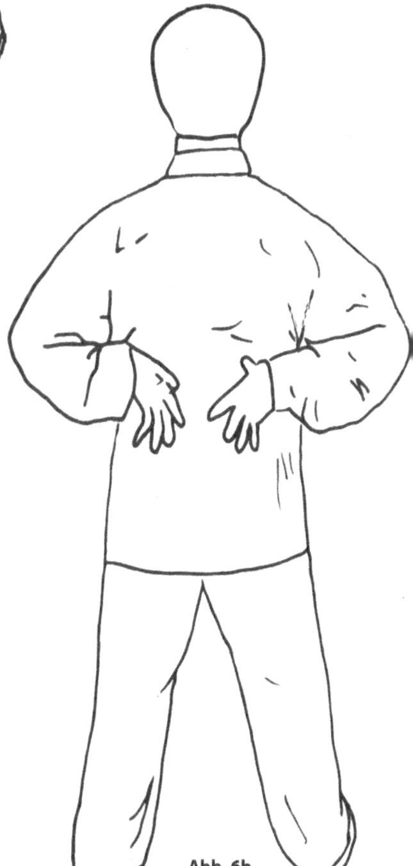

Abb. 6b

ERGÄNZUNG ZUR ERSTEN ÜBUNGSSTUFE

Wenn die imaginäre Meereswelle von hinten auf Ihren Körper trifft und Sie sanft nach vorne geschoben werden, versuchen Sie zeitgleich zu spüren, wie es sich anfühlt, wenn die Matratze in Ihre Handflächen geschoben wird und dabei ein wenig auf den Fingern entlanggleitet. Entspannen Sie dabei die Finger und Hände, ohne den imaginären Kontakt zur Matratze zu verlieren. Wenn das Wasser sich wieder in das offene Meer zurückzieht und dabei auch Sie mit nach hinten zieht, halten Sie die Matratze mit allen zehn Fingern fest, um sie nicht zu verlieren. Dies bedeutet, dass Sie hierzu alle Finger anspannen und sanft in die imaginäre Matratze eindrücken. Achten Sie dabei darauf, jeden einzelnen Finger und dessen Auflagefläche wahrzunehmen. Entspannen Sie die Finger dann wieder, wenn Sie anschließend Ihr Gewicht bei der nächsten Welle erneut nach vorne verlagern.

Zhan Zhuang im Sitzen

Wenn Sie die beschriebenen Übungen des Zhan Zhuang beispielsweise aufgrund einer Verletzung nicht im Stehen ausführen können, können Sie sie alternativ auch im Sitzen durchführen. Dies kann auch dann der Fall sein, wenn man aufgrund einer Erkrankung geschwächt ist oder sich in einer Genesungsphase befindet.

Setzen Sie sich hierzu auf das vordere Drittel eines Stuhls oder auf die Bettkante. Achten Sie auf eine möglichst gerade ausgerichtete Wirbelsäule. Hierzu können Sie sich vorstellen, dass Sie am obersten Punkt des Kopfes am Himmel aufgehängt sind. Ziehen Sie das Kinn leicht an, so als hielten Sie einen Tennisball sanft zwischen Kinn und Hals.

Stellen Sie die Beine etwa hüftbreit so auf den Boden oder eine Unterlage, dass die Fußsohlen fest auf dem Boden aufliegen. Die Ober- und Unter-

schenkel sollten sich dabei idealerweise etwa in einem 90-Grad-Winkel befinden.
Stellen Sie sich nun vor, Sie säßen hüfttief in einem warmen Meer oder See. Führen Sie die oben beschriebenen Übungen analog im Sitzen aus. Die Handhaltungen sind im Stehen und im Sitzen identisch.
Wenn Ihnen die Vorstellung von Wasser unangenehm ist, können Sie den Druck und Sog, der in den Übungen über imaginäre Meereswellen auf Ihren Körper ausgeübt wird, beispielsweise über eine sanfte Windbrise in die Übung einbauen.
Bei der Übung Ticha Zhuang (Seite 84) können Sie sich einfach zwei große Honigtöpfe links und rechts neben sich stehend vorstellen, in die Sie gedanklich Ihre Hände eintauchen und in die Sie sie sowohl etwas nach oben herausziehen als auch nach unten hineindrücken.

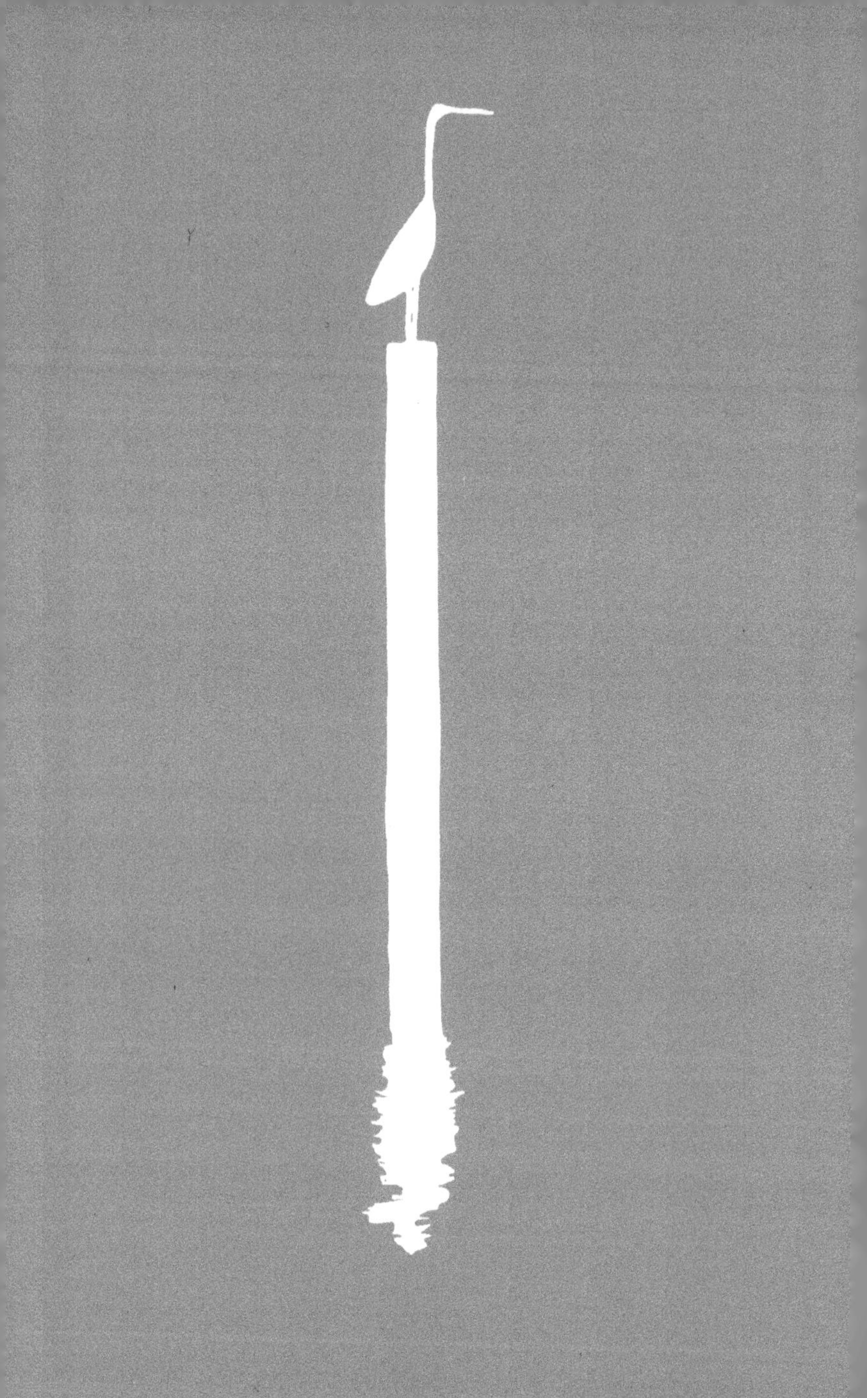

Ausblick

Mit einer regelmäßigen Übungspraxis sollte der Impuls, beim Üben Muskelkraft einsetzen zu wollen, stetig geringer werden. Sie werden merken, dass Sie sich ab diesem Zeitpunkt auch viel flexibler und müheloser im Alltag bewegen werden. Es wird einfacher sein, bei allen Tätigkeiten entspannt zu bleiben und gleichzeitig zu spüren, was in tieferen Ebenen des Körpers geschieht. So nähern Sie sich immer weiter dem Punkt an, an dem Sie Qi erspüren und bewusst lenken können, was im nächsten Punkt gezielt zur Gesundwerdung und/oder Gesunderhaltung genutzt werden kann.

Bedenken Sie, dass Ihre Gedanken (auch aus naturwissenschaftlicher Sicht) Energie sind. Der aktive Einsatz Ihrer Gedanken und gezielt eingesetzte Vorstellungskraft sind somit konzentrierte Energie. Einen kleinen Einblick, welche unglaubliche Macht sich darin verbirgt, gibt uns die Placebo- und Nocebo-Forschung.

Derselbe Geist, mit dem Sie über ein Gedankenkarussell Sorgen, Grübeleien, Kummer und Ängste aufrechterhalten können, kann Sie dazu befähigen, Körper und Geist in einen harmonischen Einklang zu bringen und sich selbst auf allen Ebenen Ausgeglichenheit zu verschaffen.

Wenn sich der Geist – sprich, die Art der Gedanken – ändert, vermag dies, Ihr gesamtes Leben zu ändern. So vereinfacht dies auch klingen mag: Alle Erfahrungen, die Sie in der Außenwelt machen, finden sich zuerst in Ihrer Innenwelt wieder. Und die Innenwahrnehmung, die sogenannte Interozeption, gewährt Ihnen einen umfassenden Zugang zur Weisheit Ihres gesamten Körpers.

Zhan Zhuang kann Ihnen bei diesem Prozess helfen. Machen Sie sich Ihre eigene Aufmerksamkeit zunutze, die Sie durch die Übungspraxis kultivieren. Regen Sie neue Neuronen zum Wachstum an und stärken Sie bestehende Neuronen darin neue, unterstützende Synapsen zu erzeugen. Sie werden sehen, wie sich Ihr Nervensystem in seiner Funktion verbessert und sich dies schlussendlich auch positiv auf Ihr Wohlbefinden auswirkt.

Neben der fokussierten Aufmerksamkeit lädt Zhan Zhuang auch zu einem offenen Gewahrsein ein. Es ist eine wunderbare Methode, um Vorteile von Körperübungen und Bewusstseinsschulung miteinander zu verbinden. Ebenso ist es eine Methode, die trotz ihrer langen Tradition neueste Erkenntnisse moderner Wissenschaftszweige in sich vereint – nicht zuletzt aus der Quantenphysik und aus den immer zahlreicher werdenden Veröffentlichungen, die eine Verbindung zwischen Geist und Körper nachweisen.

Zhan Zhuang wird Ihnen helfen, mehr in Ihrer Mitte zu bleiben, wobei dies vielmehr ein dynamischer Prozess als ein statisches Endziel ist. Verinnerlichen Sie die Prinzipien und das Verständnis der Wirkkräfte in unserer Welt (beispielsweise Zug- und Druckkräfte oder die Schwerkraft) durch die Übungspraxis. Wenn Sie dann »wie ein Baum stehen«, denken Sie an all die weisen Dinge, die wir von Bäumen lernen können. Nicht zuletzt gehören dazu ganz lebenspraktische Ratschläge: zum Beispiel die Kommunikation und soziale Verflechtung untereinander, die Erinnerung an unsere Wurzeln, während wir zeitgleich nach den Sternen greifen, die Stabilität bei gleichzeitigem Anpassen an die dynamischen Prozesse und Veränderungen um uns, die Zuversicht sowie das Streben, niemals mit dem eigenen inneren Wachstum aufzuhören- bis hin zum Beachten wichtiger Aspekte wie einer ausreichenden Flüssigkeitszufuhr oder Sonnenstrahlen, die den physischen Körper in all seinen Prozessen unterstützen.

站樁

Anhang

Übersicht über die Übungsvarianten und -stufen

Die folgende Übersicht fasst die wesentlichen Aspekte der einzelnen Übungsvarianten und -stufen noch einmal zusammen. Detaillierte Erklärungen, zusätzlich hilfreiche Vorstellungen sowie Erweiterungen finden Sie jeweils bei den ausführlichen Übungsbeschreibungen.

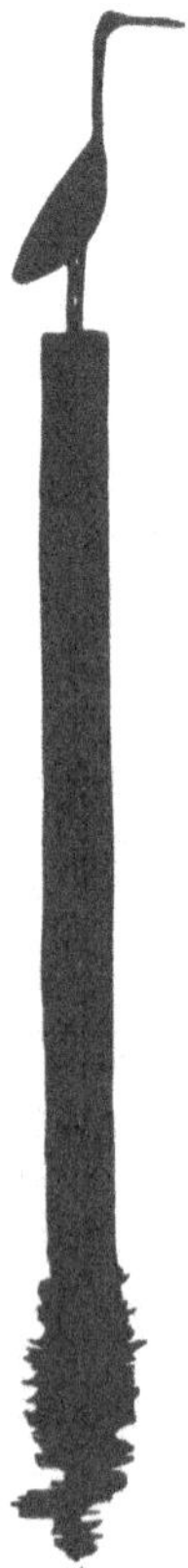

POSITIONEN

Wuji Zhuang: Schulterbreiter Parallelstand; Arme und Hände locker neben dem Körper herabhängend; die Handflächen zeigen zum Körper.

Chengbao Zhuang: Schulterbreiter Parallelstand; die Arme befinden sich parallel zum Boden halbkreisförmig vor dem Oberkörper und »umarmen« einen imaginären Baum, Heliumballon o. Ä.; die Schultern bleiben entspannt; Hände höher als die Ellenbogen, die Finger berühren einander nicht.

Tuobao Zhuang: Schulterbreiter Parallelstand; die Arme befinden sich leicht gesenkt und halbkreisförmig vor dem Oberkörper; die Hände sind vor dem Unterbauch und halten dort einen imaginären großen Ball; die Handflächen sind nach oben gerichtet, die Fingerspitzen zeigen zueinander, berühren sich aber nicht.

Fu'an Zhuang: Schulterbreiter Parallelstand; die Arme befinden sich halbkreisförmig (horizontal) vor dem Oberkörper; die Hände liegen auf einem imaginären Brett etwa in Brusthöhe (alternativ: auf Bauchhöhe); die Handflächen zeigen nach unten, die Finger nach vorne vom Körper weg.

Ticha Zhuang: Schulterbreiter Parallelstand; die Arme befinden sich seitlich neben dem Körper, sind jedoch etwas nach oben angehoben; es besteht ein Hohlraum in den Achselhöhlen; Hände befinden sich in etwas Dickflüssigem; die Finger zeigen zu Boden und liegen nicht aneinander an.

Xiuxi Zhuang: Schulterbreiter Parallelstand; es besteht ein Hohlraum in den Achselhöhlen; die Handrücken werden auf Hüfthöhe auf der Körperrückseite abgelegt; die Finger zeigen nach hinten vom Körper weg und halten eine imaginäre Matratze hinter dem Rücken.

ABLAUF

Stufe	Grundvorstellung	Bewegungsvorstellung	Besonderheiten bei den weiteren Übungsvarianten
1	Stehen in brusttiefem, tendenziell warmem Wasser	Spüren von Druck und Sog der Meereswelle	*Tuobao Zhuang:* Ein imaginärer Ball wird gehoben und gesenkt *Fu'an Zhuang:* Brett auf Brusthöhe; das Brett wird vorgeschoben und zurückgezogen *Ticha Zhuang:* Lediglich bis etwa zur Bauchnabelhöhe im Wasser stehen; Hände werden in die dickflüssige Substanz eingetaucht und dort herausgezogen *Xiuxi Zhuang:* Lediglich bis etwa zur Hüfthöhe im Wasser stehen; Finger halten die Matratze während der Rückbewegung
2		*Zusätzlich:* Richten der Aufmerksamkeit auf die beteiligten Muskeln	
3		*Zusätzlich:* Kniefeder bei Verlagerung nach vorne zusammendrücken (dabei Körper aufrichten), bei Verlagerung nach hinten auseinanderziehen (dabei Körper senken)	
4		*Zusätzlich:* Knöchelfeder bei Verlagerung nach vorne zusammendrücken, bei Verlagerung nach hinten auseinanderziehen	*Chengbao Zhuang, Tuobao Zhuang, Fu'an Zhuang:* Zusätzliche Federn zwischen Ellenbogen, Handgelenken und Fingern *Ticha Zhuang:* Zusätzliche Federn zwischen Ellenbogen und Handgelenken; zusätzliche Federn zwischen Fingerspitzen und Erde
5		Nur noch minimale, sehr kleine physische Bewegungen; imaginäres Durchführen der Übung	

Übungsvarianten bei speziellen Beschwerden

Unterschiedliche Übungsvarianten sorgen dafür, dass jeder Übende auf die aktuell für ihn geeignetste Haltung zurückgreifen kann. Sehen Sie die unten stehenden Empfehlungen, welche Variante beziehungsweise welche Vorübung jeweils besonders passend ist, bitte lediglich als grobe Richtlinie an. Probieren Sie verschiedene Übungsvarianten aus und hören Sie auf Ihren Körper – im Gegensatz zu anderen Übungsempfehlungen ist die Auswahl bei Zhan Zhuang viel individueller und kann stärker persönlich angeglichen werden. Gerne können Sie, wie auf Seite 44 beschrieben, auch täglich mehrere Übungsvarianten nacheinander ausführen. Auf diese Weise können Sie das Wirkungspotenzial voll ausschöpfen. Falls Sie sich mit einer Variante besonders wohlfühlen, können Sie die Übungszeit mit dieser Variante gerne auch beliebig verlängern und dadurch tiefer in die jeweilige Übung eintauchen.

Ängstlichkeit

Chengbao Zhuang (Seite 73)

Anspannung, emotionale

Stehen unter einem Wasserfall (Seite 52)

Ärger

Stehen unter einem Wasserfall (Seite 52)

Arthrose in Fingergelenken

Ticha Zhuang (Seite 84), Xiuxi Zhuang (Seite 88)

Blutdruck, hoher

Stehen unter einem Wasserfall (Seite 52), alle Zhan-Zhuang-Varianten (ab Seite 61)

Blutdruck, niedriger

alle Zhan-Zhuang-Varianten (ab Seite 61)

Chronische Erkrankungen der Organe
Übungsvariante bei Beschwerden und/oder Verletzungen (Seite 70)

Erschöpfung
siehe Schwäche

Hormonstörungen
alle Zhan-Zhuang-Varianten (ab Seite 61)

Hüftbeschwerden
Fenster putzen (Seite 56, langsam durchführen!)

Koordinationsschwierigkeiten
Fenster putzen (Seite 56), Tisch abwischen (Seite 57), Wuji Zhuang (Seite 65)

Lungenbeschwerden
alle Zhan-Zhuang-Varianten (ab Seite 61), besonders Übungsvariante bei Beschwerden und/oder Verletzungen (Seite 70) und Chengbao Zhuang (Seite 73)

Schlafstörungen
alle Zhan-Zhuang-Varianten (ab Seite 61)

Schulterbeschwerden
Tisch abwischen (Seite 57, langsam durchführen!), Tuobao Zhuang (Seite 77)

Schwäche, körperlich oder mental
Wuji Zhuang (Seite 65), Xiuxi Zhuang (Seite 88), dann alle Zhan-Zhuang-Varianten (ab Seite 61)

Verletzung
Übungsvariante bei Beschwerden und/oder Verletzungen (Seite 70)

Verspannung, körperliche
Stehen unter einem Wasserfall (Seite 52)

Wasseransammlung (Ödem)
alle Zhan-Zhuang-Varianten (ab Seite 61)

Adressen

Die in diesem Buch dargestellten Übungen und Übungsvarianten stellen eine Einführung in die Übungen des Zhan Zhuang dar. Es existieren dazu vertiefende Ergänzungen und weitere Varianten sowohl bezüglich der Arm- und Fußstellung als auch bezüglich der Visualisierung. Die hier vorgestellten Übungen bieten aber bereits eine gute Basis, mit der Sie über einen langen Zeitraum hinweg einer aktiven Übungspraxis nachgehen können.

Wenn Sie die vorgestellten Übungen weiter vertiefen und/oder zusätzliche Übungen erlernen möchten, können Sie sich hierzu an Jumin Chen (Kontakt: www.ca1.ch) wenden. Der überwiegende Teil der Lehrer im europäischen Raum, die die vorgestellten Übungen unterrichten, wurde von ihm ausgebildet. Unter seinen Angeboten finden sich sowohl lohnenswerte Kurse und Seminare als auch Ausbildungen, die ich Ihnen sehr ans Herz legen möchte. Er ist sowohl menschlich als auch fachlich eine wahre Empfehlung. Alle Übungen, die in diesem Buch beschrieben wurden, habe ich von ihm erlernt.

Selbstverständlich können Sie gerne auch meine Seminare und Kurse besuchen.

Quellen

Apfel, P.: Alle paar Jahre erneuert sich der Körper. Der Sieben-Jahres-Mythos: Sie sind viel jünger, als Sie glauben. Focus Online. 27.8.2018 (Abruf 4.12.2020)

Burr, H.S.: The fields of life. Our links with the universe. Ballantine Books, 1973

Chen, J.: www.ca1.ch

Chen, J.: Yiquan. 2. Auflage. Verlagshaus der Ärzte, 2020

Diepersloot, J.: The Tao of Yiquan. The method of awareness in the martial arts. Center For Healing & The Arts, 1999, S. 54, 80

Gera, B.: Guolin Qigong. Irisiana Verlag, 2014

Kandel, E.R.: A new intellectual framework for psychiatry. American Journal of Psychiatry 1998; 155(4): 457–469

Michalak, J.; Rohde, K.; Toje, N.F.: How we walk affects what we remember: Gait modifications through biofeedback change negative affective memory bias. Journal of Behavior Therapy and Experimental Psychiatry 2015; 46: 121–125

Twenge, J.M.: Increases in depression, self_harm, and suicide among U.S. adolescents after 2012 and links to technology use: possible mechanisms. Psychiatric Research and Clinical Practice 2020; 2: 19–25

Danksagung

An erster Stelle möchte ich demjenigen danken, ohne den dieses Buch nicht zustande gekommen wäre: Danke, Jumin, für unsere Freundschaft und dafür, dass du mich von Anfang an mit offenen Armen empfangen hast. Danke für den umfangreichen und intensiven Unterricht in Yiquan, Qigong und Chinesisch. Danke für all die langen Gespräche und unsere herzlichen Begegnungen, besonders die mit meiner Mutter und deine ganze Unterstützung. Danke für das wertvolle Wissen und die Möglichkeit, es anderen Menschen zugänglich zu machen. Danke für all die gemeinsam verbrachte Zeit.

Danke meinen Eltern für unsere Verbundenheit und Freundschaft. Ich liebe euch und freue mich, dass ihr an meiner Seite seid. Auch euch ist dieses Buch zu verdanken – meinem Vater, der mir die ersten Türen zu östlichen Künsten öffnete, und meiner Mutter, die der Grund dafür war, dass ich begann, Wissen und Erfahrung in traditionellen Heilweisen auf diese Weise zu vertiefen.

Danke meinem Lehrer für all die Impulse, für meine innere Entwicklung und die stetige, intensive Schulung, die diese weiter fördert. Dir habe ich all das zu verdanken, was ich niemals in Worten werde ausdrücken können. Ich danke dir aus tiefstem Herzen für all die Jahre und für all die Augenblicke und Umstände, die dazu geführt haben, dass sich unsere Wege gekreuzt haben und ich die Möglichkeit hatte, von dir und durch dich zu lernen.

Danke an dieser Stelle auch demjenigen, der mich seit meiner Kindheit begleitet, für die Unterstützung und Ratschläge. Danke, dass ich mich über den Zauber der Welt und dem, was »hinter den Dingen« liegt, mit dir austauschen kann und ich eine schützende Hand über mir weiß.

Danke dem Menschen, der dies alles unterstützt, für den gemeinsamen Weg, für all die inspirierenden Momente, die Geborgenheit und das Lächeln, das du mir ins Gesicht zauberst, sobald sich unsere Blicke treffen.

Danke den Dichtern für die Begegnungen und den Austausch.
Danke Claudia, Emilia, Rita, Jozsef, Gisa, Angela und Giana für unsere Freundschaft.
Danke Gisela, Hélène und Anja, dass Ihr meine Arbeit in meinen Anfängen unterstützt habt, sowie allen, mit denen ich seither zusammenarbeite.
Danke an Jumins Ausbildungs- und Fortbildungsgruppe für den Austausch und die gemeinsamen Stunden. Ich freue mich auf jedes Wochenende mit Euch.
Danke an alle, die sich für Zhan Zhuang interessieren und mich dabei unterstützen, dieses wertvolle Wissen in die Welt zu tragen und zu verbreiten.
Danke an alle, die regelmäßig üben, ihre innere Entwicklung unterstützen und damit ihre Umgebung und die Welt möglichst positiv beeinflussen.
Danke den Suchern für die Neugierde an dem, was hinter den Dingen liegt.
Danke meinen Schülern und Seminarteilnehmern für die gemeinsam verbrachte Zeit und die Offenheit und das Vertrauen, mich an eurem Weg teilhaben zu lassen und mich auf dem meinen zu begleiten.
Danke allen Menschen, denen ich bei meinen Recherchen begegnet bin, für die Begegnungen.
Danke Jumin und Doortje für das wundervolle Lektorat, eure Zeit und den Austausch. Ohne Doortje wären meine Bücher nicht das, was sie sind. Danke!
Danke meinen LeserInnen für das Interesse an diesen so wunderbaren Übungen. Ich hoffe, sie unterstützen euch auf eurem Weg und bereiten euch viel Freude.
Danke an Sven für die immer so herzliche und freundschaftliche Zusammenarbeit. Harry und Sarah für den Glauben an meine erste und dir, Sven, für den Glauben an alle nachfolgenden Buchideen. Danke für die Unterstützung bei deren Verwirklichung! Nicht zuletzt danke an Christiane für die Pressearbeit, die uns dabei unterstützt, die Übungen zu verbreiten, sowie dem ganzen Herstellungs- und Produktionsteam.

Die Autorin

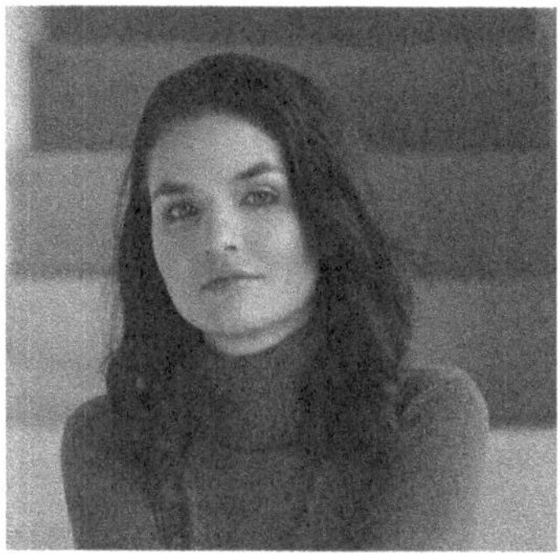

Bernadett Gera hatte über ihren Vater bereits in frühem Kindesalter Kontakt zu östlicher Medizin. Er praktizierte die asiatische Kampfsportart Judo auf olympischem Niveau, lehrte es nach seinem Rückzug aus dem internationalen Wettkampfbetrieb (den er 2017 wieder aufnahm und im selben Jahr die Welt- und Europameisterschaften gewann) und führte auch Bernadett Gera in die Kunst der Akupressur, die Kampfkünste und die Grundlagen der Traditionellen Chinesischen Medizin (TCM) ein.

Dieses Wissen behielt Bernadett Gera jedoch vorerst nur im Hintergrund, studierte Ingenieurwesen und begann eine Arbeit bei dem größten Luft- und Raumfahrtkonzern Europas, EADS. Als eine schwere Krebserkrankung bei ihrer Mutter diagnostiziert wurde, setzte sie sich intensiv mit unterschiedlichen Behandlungsmöglichkeiten und Ursachen von Krebs- und chronischen Erkrankungen auseinander. Sie zog sich aus der Ingenieurtätigkeit zurück und erweiterte ihr Wissen über die Förderung der Selbstheilungskräfte unter anderem durch Ausbildungen in verschiedenen Qigong-Arten, Yiquan, Atemheilkunde, Meditationstechniken und traditionellen Heilweisen. Um daoistische und traditionelle chinesische Medizintexte im Original lesen zu können, absolvierte sie zusätzlich ein Sinologiestudium und belegte im Nebenfach Seminare zur Kulturgeschichte der Medizin sowie zu südostasiatischen Studien.

Um dieses Wissen zu verbreiten, begann sie 2010 Seminare und Vorträge im süddeutschen Raum zu organisieren, zu denen sie teilweise Lehrer und/oder Heiler aus anderen Ländern und unterschiedlichen Traditionen einlud. In dieser Zeit begann sie auch mit Ärzten, Heilpraktikern, Therapiezentren und Beratungsstellen zusammenzuarbeiten sowie selbst zu

unterrichten. 2013 weitete sie ihre Tätigkeiten auf das europäische Ausland aus.
Neben Seminaren, Workshops und Vorträgen bietet sie seit 2014 auch Ausbildungen an, in die sie Erkenntnisse aus ihren eigenen Forschungen der letzten knapp über 15 Jahre sowie verschiedenen Wissenschaftszweigen einbindet.
Weitere Informationen unter: www.bernadettgera.de
Instagram: @bernadettgeraofficial

Impressum

Die Informationen in diesem Buch sind von Autorin und Verlag sorgfältig erwogen und geprüft, dennoch kann eine Garantie nicht übernommen werden. Eine Haftung der Autorin bzw. des Verlags und seiner Beauftragten für Personen-, Sach- und Vermögensschäden ist ausgeschlossen.

Der Verlag behält sich die Verwertung der urheberrechtlich geschützten Inhalte dieses Werkes für Zwecke des Text- und Data-Minings nach § 44b UrhG ausdrücklich vor. Jegliche unbefugte Nutzung ist hiermit ausgeschlossen.

MIX
Papier | Fördert gute Waldnutzung
FSC® C014496
FSC www.fsc.org

Penguin Random House Verlagsgruppe FSC® N001967

Bildnachweis
Illustrationen: Bernadett Gera
Autorenfoto: Christian M. Weiß

2. Auflage 2026

produktsicherheit@penguinrandomhouse.de

(Vorstehende Angaben sind zugleich Pflichtinformationen nach GPSR.)

Redaktion: Dr. Doortje Cramer-Scharnagl, Edewecht

Satz: KompetenzCenter, Mönchengladbach

Umschlaggestaltung: Geviert, Grafik & Typografie

Umschlagmotiv: © Shutterstock – Sergey Pekar

Projektleitung: Sven Beier

Druck und Bindung: GGP Media GmbH, Pößneck

Printed in Germany

ISBN: 978-3-424-15393-4

Weitere Bücher der Autorin

Finger Qigong
Einfache und schnelle Hilfe durch Übungen für die Hände
ISBN 978-3-424-15292-0

Energetische Fingerübungen
Konzentration fördern, Stress abbauen, Beschwerden lindern.
ISBN 978-3-424-15330-9

Fuß-Qigong
Einfache Energieübungen für die Füße.
ISBN 978-3-424-15344-6

Qigong für Frauen
Sanfte Übungen für das hormonelle Gleichgewicht.
ISBN 978-3-424-15357-6

Qigong für die Augen
Mit sanften Übungen die Sehkraft stärken.
ISBN 978-3-424-15388-0

Emotionale Balance finden
Mit der Traditionellen Chinesischen Medizin Gefühle verstehen und integrieren.
ISBN 978-3-424-15432-0

Qigong für die Ohren
Sanfte Hilfe bei Ohrenbeschwerden und zur Stärkung des Hörvermögens.
ISBN 978-3-424-15465-8